Kliniktaschenbücher

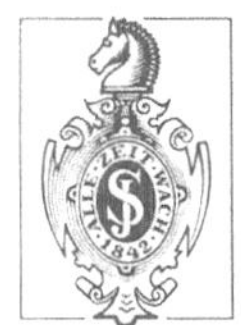

F. Freuler U. Wiedmer D. Bianchini

Gipsfibel

1 Geläufige Fixationen, funktionelle Verbände und Extensionen bei Verletzungen im Erwachsenenalter

Mit einem Geleitwort von B. G. Weber

Mit 67 Abbildungen in 252 Teildarstellungen

Zweite, überarbeitete Auflage

Springer-Verlag
Berlin Heidelberg GmbH

Dr. med. Franz Freuler
Rümelinbachweg 3, Heuwaage, CH-4054 Basel

Dr. med. Ulrich Wiedmer
Leitender Arzt für Orthopädische Chirurgie
an der Rheuma- und Rehabilitationsklinik,
CH-7311 Valens, St. Gallen

Domizio Bianchini
Kantonsspital St. Gallen, Klinik für Orthopädie,
Chirurgie des Bewegungsapparates, CH-9006 St. Gallen

ISBN 978-3-540-16277-3

CIP-Kurztitelaufnahme der Deutschen Bibliothek
Freuler, Franz: Gipsfibel/F. Freuler; U. Wiedmer; D. Bianchini. Mit e. Geleitw. von B. G. Weber.
(Kliniktaschenbücher)
Bd. 2 u. d. T.: Wiedmer, Ulrich: Gipsfibel
NE: Wiedmer, Ulrich; Bianchini, Domizio: 1. Geläufige Fixationen, funktionelle Verbände und Extensionen bei Verletzungen im Erwachsenenalter. 2., überarb. Aufl. - 1986.
ISBN 978-3-540-16277-3 ISBN 978-3-642-86866-5 (eBook)
DOI 10.1007/978-3-642-86866-5

Ursprünglich erschienen bei Springer-Verlag Berlin Heidelberg New York Tokyo 1986

Gesamtherstellung: Appl, Wemding

2124/3140-543210

Geleitwort

In den letzten 25 Jahren mag der falsche Eindruck entstanden sein, daß mit der stabilen Osteosynthese und funktionellen Nachbehandlung im Sinne der AO die konservative Knochenbruchbehandlung nur mehr gelegentlich angebracht sei. In Wirklichkeit werden an der Klinik für Orthopädische Chirurgie des Kantonsspitals St. Gallen klare Richtlinien dafür beachtet, welche Fraktur der operativen und welche der konservativen Behandlung bedarf. Von diesen Richtlinien gibt es natürlich Abweichungen in der einen oder anderen Richtung, je nachdem, welcher Patient welche Fraktur aufweist und wie die Begleitumstände sind. Zahlenmäßig ausgedrückt werden an unserer Klinik beim Kind 85% der Schaftbrüche, beim Erwachsenen 40% der Schaftbrüche konservativ behandelt.

Im vorliegenden Buch haben in einer zweiten Auflage Dr. F. Freuler, Dr. U. Wiedmer und Herr D. Bianchini, Gipspfleger, jene Maßnahmen dargestellt, die entweder zur konservativen Behandlung dienen oder die operative Versorgung ergänzen. Dabei handelt es sich um Extensionen, Fixationen, Gipsschienen und Gipsverbände herkömmlicher Art, in der jetzigen Auflage mit Berücksichtigung der neuen Kunststoffverbände und der funktionellen Verbände („taping“).

Die Autoren haben das Verdienst, zahlreiche Maßnahmen und Tricks zusammengestellt zu haben. Von der Beherrschung dieser Maßnahmen hängt in hohem Grade das Heilungsergebnis sowohl bei konservativer als auch bei operativer Behandlung von Verletzungen des Bewegungsapparats ab. Meinen Mitarbeitern gilt besonderer Dank dafür, auch mit der 2. Auflage Ihrer Schrift dazu einen Beitrag zu leisten.

St. Gallen, im März 1986 *B. G. Weber*

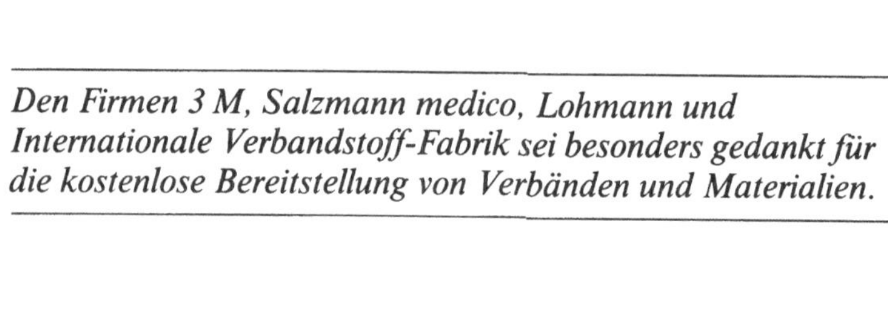

Den Firmen 3 M, Salzmann medico, Lohmann und Internationale Verbandstoff-Fabrik sei besonders gedankt für die kostenlose Bereitstellung von Verbänden und Materialien.

Vorwort zur zweiten Auflage

Vor 10 Jahren ist die Gipsfibel 1 gedruckt worden. Seither sind mehrere unveränderte Nachdrucke sowie Übersetzungen ins Englische, Italienische und Japanische erschienen. Im Vergleich zur 135jährigen Geschichte des Gipsverbands (Mathijsen 1852) ist dies eine kurze Zeitspanne. Trotzdem haben sich in der Zwischenzeit Änderungen in der Technik (neue Materialien) und z.T. auch in der Indikationsstellung ergeben. Eine Neubearbeitung hat sich deshalb aufgedrängt.
In der überarbeiteten Auflage wird besonders auch auf die modernen „Kunststoffgipse" und synthetischen Materialien eingegangen. Ebenso werden die wichtigsten Tapeverbände beschrieben, so wie sie sich in der täglichen Praxis bewährt haben.
Wir hoffen, daß auch die erweiterte und ergänzte Neuauflage den Bedürfnissen in der täglichen Praxis entspricht.

Basel und St. Gallen,
im März 1986

F. Freuler, U. Wiedmer
und D. Bianchini

Inhaltsverzeichnis

Abkürzungsverzeichnis

BWS	Brustwirbelsäule
HWS	Halswirbelsäule
LWS	Lendenwirbelsäule
OSG	Oberes Sprunggelenk
USG	Unteres Sprunggelenk
MP-Gelenk	Metakarpophalangealgelenk
PIP-Gelenk	Proximales Interphalangealgelenk
DIP-Gelenk	Distales Interphalangealgelenk

Einleitung

Die operative Frakturbehandlung machte in den letzten Jahren große Fortschritte, doch hat die klassische Extensions- und Gipstechnik eine gewisse Bedeutung beibehalten. Auch die konservative Frakturbehandlung hat sich etwas gewandelt, indem Indikation, Technik und Dauer der Ruhigstellung nicht mehr gleich sind wie vor 40 Jahren. Das Taschenbuch behandelt, ausgehend von den verschiedenen Verletzungen, die bei uns heute üblichen konservativen Behandlungsmethoden. Selbstverständlich gibt es für jede Verletzung verschiedene, zum Teil ebenso erfolgreiche Therapiemöglichkeiten. Wir sind aber bewußt nicht auf alle ähnlichen Behandlungen eingegangen und haben nur Techniken beschrieben, welche sich auf einer großen Traumatologie in der täglichen Praxis bestens bewährt haben. Es handelt sich also um die Darstellung der Indikation und Gipstechnik, wie sie am Kantonsspital St. Gallen seit Jahren erfolgreich angewendet wird.

Beim Aufbau des Buches sind wir nicht von den Gipsen oder Extensionen ausgegangen, sondern von den Verletzungen der einzelnen Körperregionen, wobei Hinweise auf operative Möglichkeiten nicht fehlen. Für jede Körperregion werden vorerst die einfachen Fixationen und Schienen, dann die zirkulären Gipse und zum Schluß die Extensionen angegeben. Jede Seite zeigt genau den gleichen Aufbau mit Indikation, benötigtem Material, der Gipstechnik, besonderen Problemen und der bei uns üblichen Dauer der Ruhigstellung. Letztere ist im Vergleich zu anderen Publikationen eher kurz bemessen, doch genügt sie nach unseren Erfahrungen in den meisten Fällen. Nur ausnahmsweise muß die Extremität noch länger ruhiggestellt werden. Wichtig bei der Beurteilung ist das klinische Resultat (Schmerzfreiheit, klinische Stabilität) und als Hilfsmittel das Röntgenbild. Es darf aber nie vergessen werden, daß wir Patienten und nicht Röntgenbilder heilen wollen.

An dieser Stelle möchten wir unserem verehrten Lehrer und Chef Herrn Prof. Dr. B.G. Weber für seine Anregungen und Unterstützung danken. Die leitenden Ärzte der Klinik Herr Dr. Magerl und Herr Dr. Segmüller haben uns im Kapitel Wirbelfraktur und Handchirurgie beraten. Weitere nützliche Hinweise erhielten wir von den Oberärzten Brunner, Blatter, Grass und Stühmer. An sie alle geht unser herzlicher Dank.

Zur Illustration schien uns die Photographie das geeignete Mittel zu sein; die Photolaborantinnen Frau Schaffner und Fräulein Clerici haben sich dieser Aufgabe glänzend entledigt.

Unser ganz besonderer Dank richtet sich auch an den Springer-Verlag, insbesondere an Herrn Prof. Angermeier und an Herrn Matthies, welche uns jederzeit mit Rat und Tat zur Seite standen und zum Gelingen des kleinen Buches Wesentliches beitrugen. Dank ihrem Entgegenkommen und Verständnis konnte die großzügige Bebilderung wie auch der didaktische Aufbau realisiert werden.

1 Allgemeines zur Gipstechnik, zu den Kunststoffverbänden, funktionellen Verbänden („taping“) und zu den Extensionen

Trotz verschiedener Versuche, mit neuen Materialien einen Ersatz für den Gips zu finden, hat sich bis jetzt die herkömmliche Gipstechnik immer noch am besten bewährt. Gips ist nicht nur billig, untoxisch und nicht brennbar, sondern er läßt sich gut und ohne Aufwand den verschiedenen Körperformen anmodellieren. Nachstehend einige Bemerkungen zu den Bestandteilen eines Gipsverbands, der Gipstechnik, sowie zu den Extensionen, wobei auch die Kunststoffstützverbände Erwähnung finden.

1.1 Polstermaterial

Schlauchmull (z. B. Tubegauz)
Zum Schutz der Haut legen wir bei den meisten Gipsen faltenlos einen Schlauchmull an, da zuweilen Allergien auf die verschiedenen Komponenten des Gipsverbands auftreten können. Der Schlauch darf nicht zu eng gewählt werden, sonst beeinträchtigt er die Zirkulation. Durch Umlegen der Schlauchenden ist ein gut gepolsterter Abschluß des Gipses möglich.

Polstervlies (z. B. Webril)
Mit Polstervlies oder ähnlichen Materialien wird die Extremität entweder sparsam zirkulär umwickelt, oder es werden nur die exponierten Stellen (z. B. Fibulaköpfchen, Malleolen) und die Gipsenden gepolstert. Um die Haut beim Aufschneiden des Gipsverbands nicht zu verletzen, sollte bei minimaler Polsterung zusätzlich ein Längsstreifen eingelegt werden.

Synthetische Watte (z. B. Cellona)
Die synthetische Watte eignet sich v. a. für postoperative Gipsverbände. Sie wird zirkulär angelegt und mit Kreppapier straff angewik-

kelt. Letzteres ist sehr wichtig für die Stabilität, da die synthetische Watte selbst eine sehr lockere Schicht bildet.

Schaumgummi
Schaumgummistreifen werden bei uns praktisch ausschließlich für die Herstellung von abnehmbaren Gipsschienen verwendet.

Kreppapier
Das Papier ist im Handel als Kreppapierbinde verschiedener Breiten erhältlich. Einerseits läßt sich mit dem Papier das Polster exakt und straff fixieren, andererseits schützt es Haut und Polster vor dem Wasser aus den Gipsbinden. Polsterung und Papier sollen Knochenfragmente und Gelenke bereits in der endgültigen Stellung fixieren, so daß der Gips nur noch eine „Verstärkung" bildet.

Hautschutz
Puder, Zinkpaste oder ähnliche Produkte sind bei dieser Polsterung mit Schlauchmull, Polstervlies und Kreppapier nicht nötig. Hautirritationen sind die großen Ausnahmen. Juckreiz durch Schweiß kann durch Einblasen von kalter Luft unter den Gips (z. B. mit einem Fön) vermieden oder gelindert werden. Echte Hauterkrankungen müssen spezifisch behandelt werden.

1.2 Gips

Gipsbinden
- *Geleimte Gipsbinden* (z. B. Cellona): Vor allem für Liegegipse und für postoperativ angelegte Gipsverbände, bei denen eine normale Aushärtungszeit wünschenswert ist (ca. 24-36 h).
- *Wasserabstoßende Gipsbinden:* Eignen sich für Gehgipse. Sie sind günstig, wenn eine rasche Belastung gewünscht wird (ca. 5-6 h).
- *Kunstharzgipsbinden* (z. B. Cellamin): Zur Montage von Absätzen.

Gipslonguetten (z. B. Cellona)
Die Gipslonguetten sind bereits vorfabriziert erhältlich. Sie dienen zur Verstärkung bei zirkulären Gipsverbänden und zur Herstellung von Gipsschienen.

Anlegen des Gipses
Die Gipsbinde wird gleichmäßig auf dem Kreppapier abgerollt und jede Tour mit der freien Hand anmodelliert. Es entstehen somit homogene Gipsschichten ohne den Gips schwächende Luftblasen. Normalerweise verwenden wir handwarmes Wasser, was zu einer rascheren Aushärtung führt. Ist ein längeres exaktes Anmodellieren nötig, empfiehlt es sich, die Gipsbinden in kaltes Wasser zu tauchen.

Alle *primären Gipse* (Anlegen unmittelbar nach dem Unfall) müssen unbedingt gespalten werden, v.a. wenn die Extremität geschwollen oder wenn eine weitere Schwellung zu erwarten ist. Während das Aufspreizen zu einer Lockerung des Gipsverbands führt, bleibt bei der Exzision eines ca. 1-2 cm breiten Streifens die Stabilität unverändert, und es können alle zirkulären Gipsfasern durchtrennt werden. Bei noch nicht ganz ausgehärtetem Gips eignet sich das Klingenmesser am besten, bei ausgehärteten Gipsen die oszillierende Fräse. Nach Abschwellung wird der Gips unter festem Zug mit Gipsbinden zirkulär geschlossen.

Sekundäre Gipse (Anlegen nach Abschwellung) werden zirkulär angelegt, wobei ein Spalten nicht notwendig ist. Treten Schmerzen oder Störungen auf seiten der Zirkulation, der Sensibilität und der Motorik auf, so muß der Gips *unbedingt sofort* gewechselt werden. Nur so können Drucknekrosen, Gefäß- und Nervenschäden vermieden werden.

Der Patient, welcher über Schmerszen im Gipsverband klagt, hat immer recht! Man hüte sich vor Beruhigungs- und Schmerzmitteln.

Keilen des Gipsverbandes
Achsenfehlstellungen können durch Keilen des Gipsverbands korrigiert werden. Es empfiehlt sich dabei, die Keilhöhe vorher auf dem Röntgenbild zu bestimmen, indem die Achsen der Hauptfragmente eingezeichnet werden. Auf Höhe der Achsenschnittpunkte muß der Gips auf 60% des Umfangs eingesägt werden. Durch Aufbrechen des Verbands kann die notwendige Korrektur erreicht werden. Das Ausmaß des Keiles kann ebenfalls auf dem Röntgenbild abgeschätzt werden, indem die Senkrechten auf die Achsen in Höhe des Schnittpunkts eingezeichnet werden.

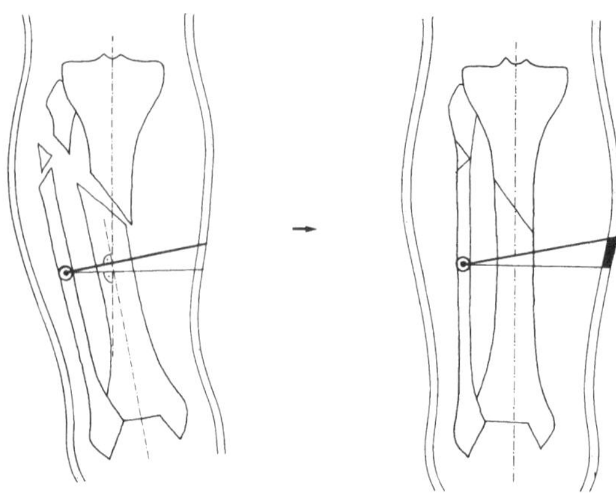

Korrektur einer Varusfehlstellung

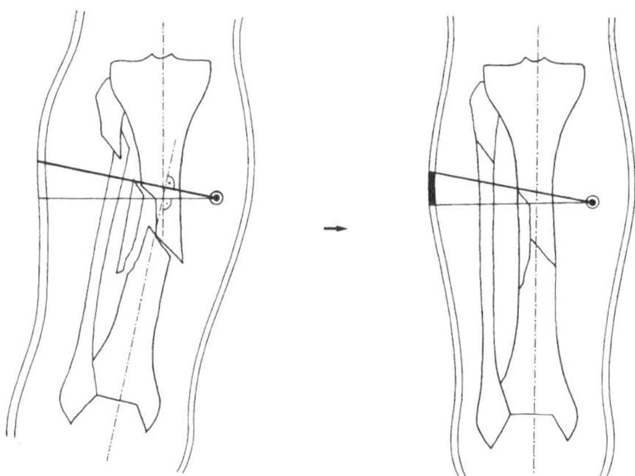

Korrektur einer Valgusfehlstellung

Sobald der Gips entsprechend aufgebrochen ist, werden kleine Holz- oder Korkteile in die Spalte eingeklemmt. Danach wird ein Röntgenbild angefertigt, welches allein Auskunft über die genauen Achsenverhältnisse geben kann. Die Kontrolle unter dem Bildverstärker ist meistens ungenügend, und man täuscht sich sehr leicht in der Achsenstellung. Ist der Keil genügend weit aufgebrochen, wird

die entstandene Spalte mit einer kleinen Gipslonguette aufgefüllt, die Holz-oder Korkpflöcke werden belassen. Mit einer Gipsbinde wird der Gips verstärkt.
Unserer Ansicht nach ist die Exzision eines Keiles gefährlich, da wegen der Verkürzung Druckstellen und Hauteinklemmungen vorkommen können. Der Gips sollte auch nicht zirkulär aufgeschnitten werden, da danach die Rotation nicht mehr kontrolliert werden kann. Sind in 2 Ebenen Achsenkorrekturen notwendig, so empfiehlt es sich, diese nicht mit einem Keil durchzuführen. Am besten wird zunächst die Varus-/Valgusfehlstellung korrigiert, wobei die anschließende Röntgenkontrolle Auskunft über das Ausmaß der notwendigen Korrektur bezüglich Ante- und Rekurvation gibt. Normalerweise liegt der dafür nötige Keil nicht auf derselben Höhe wie derjenige für die Varus-/Valguskorrektur.

1.3 Kunststoffstützverbände

Seit vielen Jahren wird mit großem Aufwand versucht, mit neuen modernen Kunststoffen ein besseres und v.a. leichteres Material zu finden, welches den über 100 Jahre alten Gipsverband ersetzen könnte. Viele Versuche sind fehlgeschlagen, weil die Anwendung im täglichen Gebrauch zu aufwendig oder mit vielen anderen Nachteilen verbunden war (Hitzeentwicklung, toxische Nebenprodukte, Brennbarkeit etc.). Erst als es gelang, einen Kunststoff zu finden, welcher ähnlich problemlos wie der klassische Gips verarbeitet werden kann, wurde ein Durchbruch erreicht. Die Vorteile dieser neuen Kunststoffverbände (geringeres Gewicht, Festigkeit, Porosität, kürzere Aushärtungszeit und somit raschere Belastung, Wasserfestigkeit, sauberer Arbeitsplatz) sind evident, doch sind die Kosten im Vergleich zum entsprechenden Gipsverband etwas höher.
Nach unseren Erfahrungen hat sich der Scotchcast-2 beim Anlegen von Kunststoffstützverbänden bestens bewährt. Die Kunstharzbinden lassen sich seitlich, längs und diagonal dehnen und können damit den Körperkonturen optimal angepaßt werden. Ihre Verwendung entspricht weitgehend der klassischen Gipstechnik, doch bestehen einige Abweichungen, welche nachstehend aufgeführt werden sollen.

Polstern

Die Polsterung wird wie beim normalen Gips angelegt. Auch beim Scotchcast-2 gilt, daß so **wenig Polstermaterial wie möglich** verwendet wird.

Tip: – Medial und lateral, also dort, wo aufgefräst wird, zusätzliche Polsterung mit einem Filzstreifen oder einer doppelten Lage Webril.

– Obwohl der Scotchcast-2 wasserfest ist, kann Baden oder Duschen nicht empfohlen werden. Das Polstermaterial saugt sich voll Wasser, und die Haut kann mazerieren. Wenn der Verband durchnäßt ist, muß er mit einem Fön ca. 30 min lang getrocknet werden.

Aktivieren der Kunststoffbinden

Die Fiberglasbinde wird 3–5 s in kaltes Wasser getaucht. Beim Scotchcast-2 kann durch das Variieren der Wassertemperatur und der Eintauchzeit die Aushärtungsphase verkürzt oder verlängert werden. Kaltes Wasser verlängert, warmes Wasser verkürzt diesen Vorgang.

Tip: – Bei großen und schwierigen Kunststoffverbänden können die Binden *ohne* vorheriges Aktivieren im Wasser appliziert und danach durch Umwickeln mit einer nassen elastischen Binde zum Aushärten gebracht werden.

– Aktiviert wird immer nur eine Binde nach der anderen.

Verarbeiten der Kunststoffbinden

In unserer Klinik werden **grundsätzlich keine zirkulären primären Kunststoffverbände angelegt (Schwellung, Keilen)**. Die Applikation der Binden erfolgt wegen der Harzrückstände immer mit Gummi- oder Plastikhandschuhen. Die Rolle wird faltenlos und satt, jedoch ohne Zug angewickelt und sofort anmodelliert. Während der ganzen Prozedur muß der zu fixierende Körperteil absolut ruhig gehalten werden. Bei Lagewechsel können sonst Falten im Verband entstehen, welche Druckstellen verursachen.

Tip: – **Das Polster soll immer ca. 1 cm über den Rand des Verbands hinausragen, damit keine scharfen Verbandkanten entstehen.**

– Da die Aushärtungszeit gegenüber dem Gips wesentlich kürzer ist, müssen große Verbände (z.B. Korsett, Becken-Bein-Verband) schnell angelegt werden.

- Harzrückstände auf den Instrumenten können mit Aceton oder Nitratverdünner entfernt werden.

Modellieren
Nach Komplettierung des Kunststoffverbands wird eine gewaschene elastische Binde (billiger als eine neue) angelegt. Man erreicht dadurch eine glatte Oberfläche, homogene Kunststoffschichten und ein gleichmäßiges Anmodellieren. Mit etwas Silikonhandcreme auf den Handschuhen kann die Oberfläche ebenfalls modelliert und verfeinert werden.

Entfernen von Kunststoffverbänden
Die Entfernung von Kunststoffverbänden geht schnell und ist sehr einfach, wenn folgende Punkte beachtet werden:

Tip:
- Gehärtete Sägeblätter verwenden.
- Mit der Fräse nicht kontinuierlich fahren (Überhitzung), sondern mit Stechbewegungen schrittweise den Verband eröffnen. Um die Hitzeverteilung zu fördern, soll die Fräse jeweils um ein Viertel gedreht werden.
- Zirkuläre Verbände werden immer medial und lateral aufgeschnitten, so daß der obere Teil wie ein Deckel abgehoben werden kann.

1.4 Funktionelle Verbände („taping“)

Diese Verbandtechnik stammt aus der Sportmedizin und bildet eine willkommene Ergänzung zu den festen äußeren Fixationen. Der funktionelle Verband verhindert extreme Bewegungen, gestattet aber eine Belastung im noch möglichen Bewegungsausmaß und entlastet verletzte Strukturen des Bewegungsapparats. Er wird entweder *primär* (unmittelbar nach dem Unfall) oder *sekundär* (im Anschluß an eine Ruhigstellung mit Gips oder Kunststoff) direkt aufgeklebt, weshalb eine intakte Haut Voraussetzung ist. Die Fixationsmöglichkeiten sind außerordentlich vielfältig. In den folgenden Kapiteln haben wir nur einige einfache und bewährte Techniken beschrieben.

Material

- *Einmalrasierer:* Eine Rasur muß nur bei starker Behaarung durchgeführt werden.
- *Benzin:* Zur Entfettung der Haut und zur Entfernung von Rückständen des Sprühklebers und der Pflasterbinden.
- *Sprühkleber* (z. B. Leukospray): Verbessert die Haftung der Pflasterbinden. Nach Aufsprühen einer dünnen Schicht im Bereich des späteren Verbands werden die Haare in ihrer Wuchsrichtung angestrichen.
- *Textilkaschierte Schaumgummiplatten* (z. B. Artifoam): Die meisten funktionellen Verbände werden ohne Polsterung direkt auf die Haut geklebt, wodurch eine optimale Stabilität erzielt werden kann. Nur zum Hohllegen von Knochenvorsprüngen (z. B. Malleolus medialis und lateralis) und bei Narben soll gepolstert werden. Die Schaumgummiplatten werden individuell mit einer Schere zurechtgeschnitten, auf der kaschierten Seite mit Sprühkleber benetzt und auf die Haut geklebt. Der Schaumgummi kann auch mit Salben oder Gelen bedeckt werden, doch ist dann eine Fixation mit einer Binde (z. B. Gazofix) erforderlich.
- *Gazofix:* Elastische Fixierbinde zum Schutz der Haare und der Haut.
- *Elastische Pflasterbinden* (z. B. Acrylastic, Elastoplast): Verwendung in Kombination mit den unelastischen Pflasterbinden (Leukotape).
- *Unelastische Pflasterbinden* (z. B. Leukotape): Hauptbestandteil eines funktionellen Verbands. Die Binden lassen sich quer und längs in Streifen reißen, welche direkt auf die Haut geklebt werden.

Aufbau des funktionellen Verbands

Eventuell Rasur

↓

Reinigung der Haut mit Benzin

↓

Eventuell Sprühkleber

↓

Eventuell elastische Fixierbinde

- Schutz der Haut und der Haare
- Fixation von Polstern

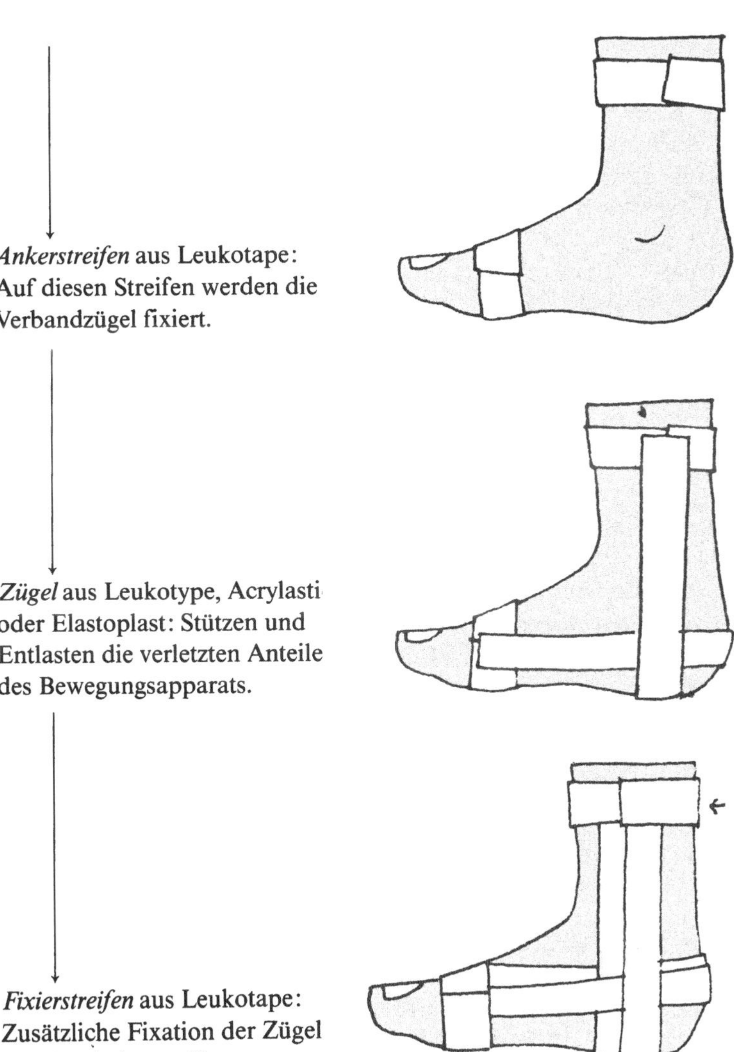
Ankerstreifen aus Leukotape: Auf diesen Streifen werden die Verbandzügel fixiert.
Zügel aus Leukotype, Acrylasti oder Elastoplast: Stützen und Entlasten die verletzten Anteile des Bewegungsapparats.
Fixierstreifen aus Leukotape: Zusätzliche Fixation der Zügel auf den Ankerstreifen.

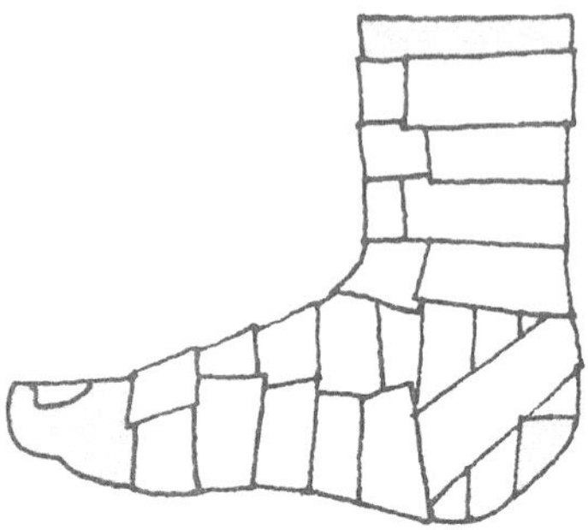

Verschalungsstreifen aus Leukotape: Abschluß des Verbands mit zirkulären oder semizirkulären Streifen. Die Zügel werden damit untereinander verbunden und der Verband erhält eine feste Hülle.

Merke: - Zirkuläre Touren aus unelastischem Verbandmaterial werden *immer* ohne Zug angelegt.
- Bei Schwellungstendenz *immer* semizirkuläre Touren.

Entfernung des Verbands
Um die Haut nicht zu schädigen, müssen funktionelle Verbände nach spätestens einer Woche entfernt und gewechselt werden. Die flache Spitze einer Verbandschere wird mit Vaseline bedeckt und schrittweise unter dem Verband vorgeschoben. Die aufgeschnittene Hülle wird nun in Wuchsrichtung der Haare abgezogen und die Haut mit Benzin von Kleberückständen gereinigt. Sofern kein neuer Verband nötig ist, sollte die Haut anschließend mit einer leicht fettenden Creme gepflegt werden.

1.5 Extensionen

Für Extensionen benutzen wird keine Kirschner-Drähte, da diese sich im Knochen bewegen und pro Flächeneinheit einen großen Druck ausüben. Dies führt leicht zu einer Ausweitung des Knochenkanals und zu Infekten. Unser Extensionshilfsmittel ist der Steinmann-Nagel, welcher sich im Knochen nicht bewegt und deshalb die oben erwähnten Nachteile nicht aufweist. Alle Extensionen werden in Narkose und unter sterilen Operationsbedingungen ausgeführt. Nach Stichinzision erfolgt das Eindrehen des Steinmann-Nagels mittels Handgriff. Es ist gefährlich, den Nagel mit der Bohrmaschine einzuführen, da dies zu Hitzeschäden (Ringsequester) am

Knochen führt. Das Gewicht kann über einen Bügel, welcher gegenüber dem Nagel drehbar ist, befestigt werden. Noch einfacher ist die Fixation des Gewichts an einer Schnur, die am Nagel verknotet und mit Heftpflaster gesichert wird. Nach Vollendung der Extension wird die Fraktur reponiert und durch Anhängen eines entsprechenden Gewichts in der gewünschten Stellung gehalten. In den meisten Fällen genügen wenige Kilogramm, maximal 10% des Körpergewichts. Die Lagerung erfolgt auf einer Extensions- und/oder Schaumstoffschiene und muß täglich kontrolliert werden (Sensibilität, Motorik, Zirkulation). Nur so lassen sich Lagerungsschäden (z. B. Peronäusparese) sicher vermeiden. Eine gute Lagerung hilft zudem Schmerzmittel sparen.

2 Schultergürtel und obere Extremität

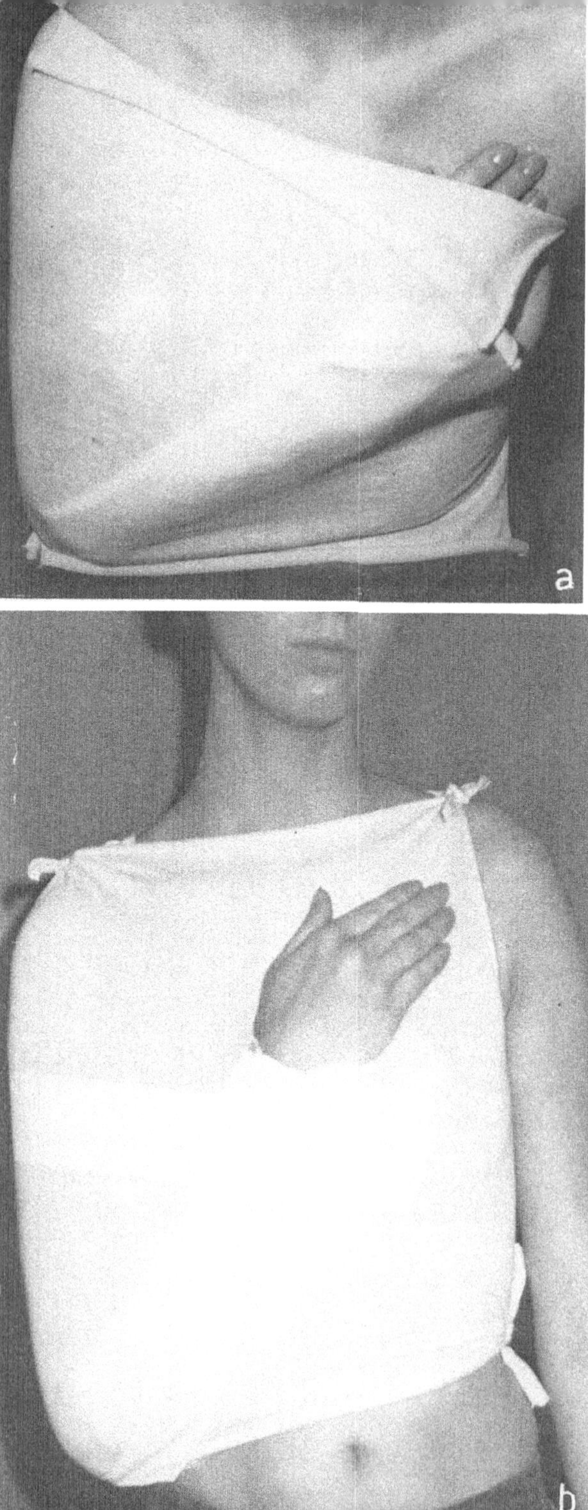

2.1.1 Velpeau-Verband

Indikation	- Skapulafraktur ohne Beteiligung des Gelenks oder des Skapulahalses, - reponierte Schulterluxation, - schwere Schulterkontusion und größere Weichteilverletzung, - subkapitale Humerusfraktur, - nach Osteosynthesen von Skapulahals, Gelenkpfanne, evtl. subkapitaler Humerusfraktur.
Material	30 cm breiter Trikotschlauch, 2 Polster, Heftpflaster.
Technik	Unter den am Körper anliegenden Ellbogen und die Axilla wird je ein flaches Polster gelegt. Bei Frauen sollte ein Polster die Brust unterstützen. ↓ Der Trikotschlauch wird über den Kopf und den gesunden Arm gezogen, wobei das untere Ende den gebeugten Ellbogen genügend decken muß. Am oberen und am unteren Rand des Schlauches wird seitlich je ein Einschnitt gemacht. Der Schnitt im Bereich der gesunden Schulter muß so lang sein, daß die Enden spannungsfrei über der Schulter verknüpft werden können. Die übrigen sich entsprechenden Zipfel werden unter leichter Spannung miteinander verknotet. Die Knoten können mit einem auf die Haut geklebten Polster (Filz, Artifoam, Schaumgummi) unterlegt werden (**a**). ↓ Durch einen Querschnitt auf Höhe der Metakarpalköpfchen werden Finger und Hand freigegeben. ↓ Der Verband wird mit Heftpflasterstreifen gesichert (**b**).
Besonderes	- Zu beachten: Intertrigo bei adipösen Patienten. - Finger- und Handbewegungen sind sofort erlaubt. - Kontrolle der Zirkulation, Sensibilität und Motorik.
Dauer	4-6 Tage.

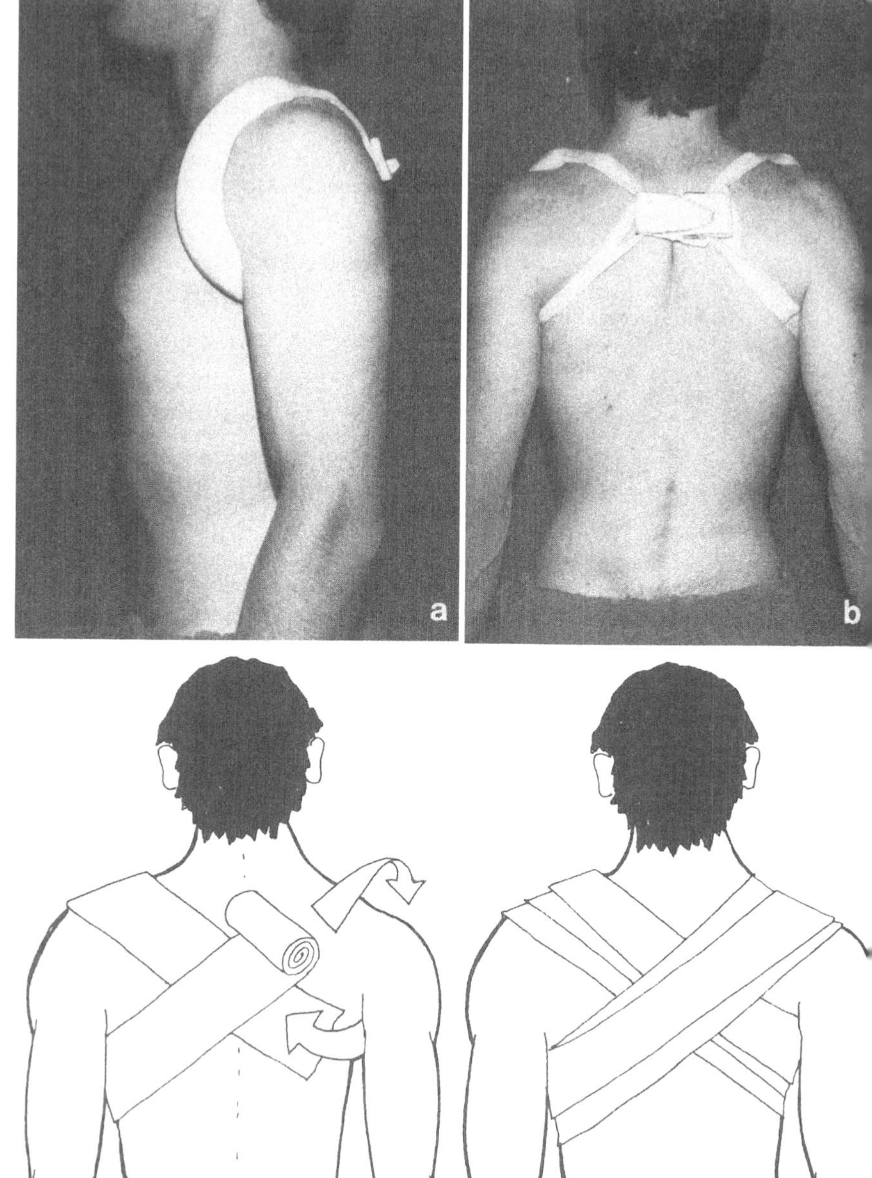
a
b
c
d

2.1.2 Rucksackverband

Indikation	Geschlossene Klavikulafraktur. *Ausnahmen:* Frakturen mit Begleitverletzungen von Nerven und Gefäßen, Trümmerfrakturen mit drohender Hautperforation, sowie ganz laterale Klavikulafrakturen. Diese werden operativ behandelt.
Material	• *Vorfabrizierter Rucksackverband:* Im Handel sind verschiedene Modelle erhältlich, welche alle ähnlich konzipiert sind: Zwei gepolsterte Ringe werden dorsal miteinander verbunden, wodurch eine Extension im Schultergürtel erzielt wird. • *Alternative:* 8-10 cm breite Binden
Technik	• Anlegen der beiden gepolsterten Ringe um den Schultergürtel und Verbinden dorsal mit dem vorfabrizierten Gurt (**a, b**). • Achterförmiges Umfahren der Schultern mit 8-10 cm breiten Binden (**c, d**). *Merke:* Beim Anlegen der Verbands müssen die Schultern maximal nach hinten gezogen werden.
Besonderes	- Kontrolle der Sensibilität an Armen und Händen. - Bei Lockerung des Verbands muß er nachgezogen werden (genaue Instruktion des Patienten). - Wechsel des Bindenverbands nach maximal 1 Woche.
Dauer	3-4 Wochen.

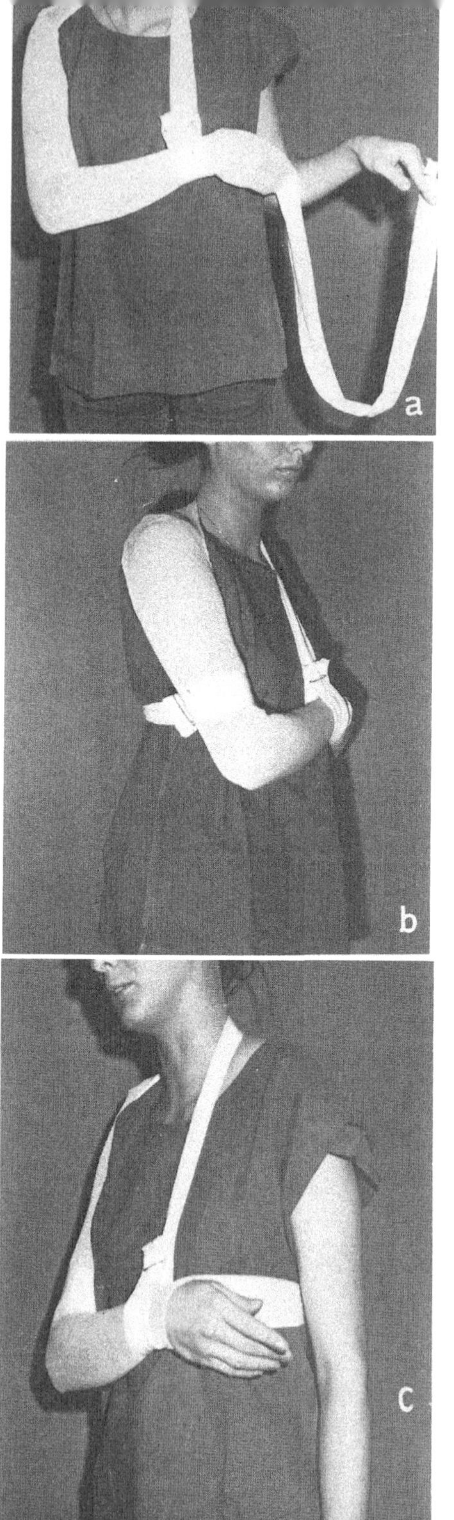

2.2.1 Modifizierter Desault-Verband nach Gilchrist

Indikation	- Subkapitale Humerusfraktur mit in guter Stellung eingestauchtem Humeruskopf (auch Velpeau-Verband möglich), - Abriß des Tuberculum majus (bei jüngeren Patienten operative Fixation), - Schulterluxation, - Weichteilverletzung. - Postoperativ nach: - Akromioklavikularluxation, - Humerusosteosynthese, - subkapitaler Derotationsosteotomie bei habitueller Schulterluxation.
Material	1 Mullschlauch, 2 Sicherheitsnadeln.
Technik	Abmessen eines Mullschlauchs von 4facher Armlänge. ↓ Der Schlauch wird nach dem ersten Drittel kurz eingeschnitten. Durch diesen Einschnitt wird der Arm in den längeren Teil des Schlauches gebracht. ↓ Das kürzere Ende wird um den Nacken nach vorn gelegt, bei rechtwinklig gebeugtem Ellbogen um den distalen Unterarm geschlungen und mit einer Sicherheitsnadel fixiert (**a**). ↓ Das längere Ende wird um den Thorax geführt und nach Umschlingen des Oberarms ebenfalls mit einer Sicherheitsnadel fixiert (**b**). ↓ Von einem Schnitt über dem Handgelenk aus kann die Hand freigegeben werden (**c**).
Besonderes	- Sofortiges Bewegen der Finger und der Hand ist erlaubt. - Sekundäre Dislokation des Humeruskopfs und der Tubercula ist möglich, deshalb Röntgenkontrolle nach 1 Woche.
Dauer	- Subkapitale Humerusfraktur und Abriß der Tubercula: 7 Tage, dann vorsichtige funktionelle Nachbehandlung. - Weichteilverletzung: Bis zur Wundheilung. - Postoperativ: 4–5 Tage.

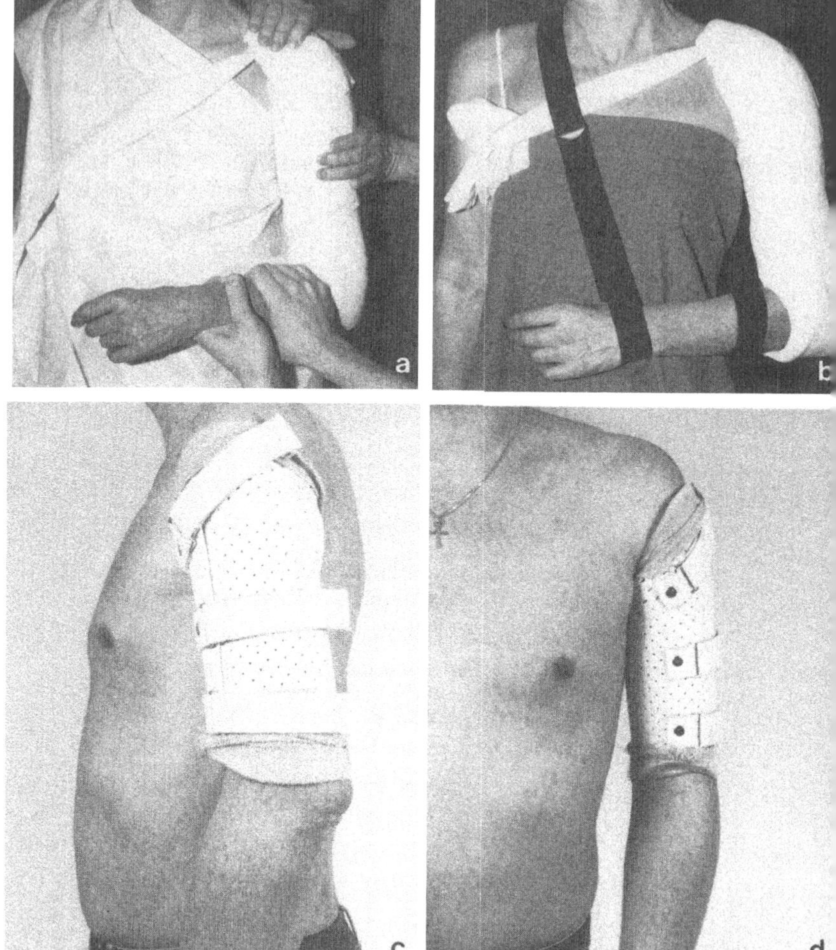
a
b
c
d

2.2.2 Gips-U-Schiene mit Schulterkappe

Indikation	Geschlossene, gut reponierbare Humerusschaftfraktur im proximalen und mittleren Drittel. *Ausnahmen:* - Fraktur mit Begleitverletzung: Osteosynthese. - Querfraktur: Bündelnagelung nach Hakkethal.
Material	Polstervlies, 6-8 cm breit, 1 schmale Kreppapierbinde; 1 Calicotstreifen (nicht elastischer Textilstreifen); 1 10fache, 10 cm breite Gipslonguette; 1-2 elastische Binden, 6-8 cm breit.
Technik	*Merke:* Während der ganzen Fixation muß die Fraktur durch steten Zug am rechtwinklig gebeugten Ellbogen reponiert gehalten werden (**a**). Polsterung der Schulter und des Ellbogens zirkulär mit Polstervlies und Kreppapier. ↓ Die Gipslonguette wird von der Axilla um den rechtwinklig gebeugten Ellbogen bis über die Schulter gelegt. Das obere Ende muß genügend lang sein, damit es zurückgeschlagen werden kann. In den entstandenen Falz wird ein Calicotstreifen gelegt und eingegipst (**a**). ↓ Anwickeln der Gipslonguette mit einer Kreppapierbinde und Anmodellieren der Schulterkappe, um eine Varusstellung des Humerus zu vermeiden. Aufschneiden der Polsterung auf der Beugeseite des Ellbogens, um die Beweglichkeit zu garantieren und Druckstellen zu vermeiden. ↓ Nach Erhärten des Gipses Fixation mit einer elastischen Binde und Verknüpfen des Calicotstreifens auf der Thoraxgegenseite (**b**).
Besonderes	Sekundäres Abweichen der Fragmente in Varusstellung ist häufig (Zug des M. deltoideus), deshalb Röntgenkontrolle nach einigen Tagen.
Dauer	2 Wochen, dann Röntgenkontrolle und Anlegen eines Oberarmtutors aus Kunststoff nach Sarmiento für 4-5 Wochen (**c, d**).

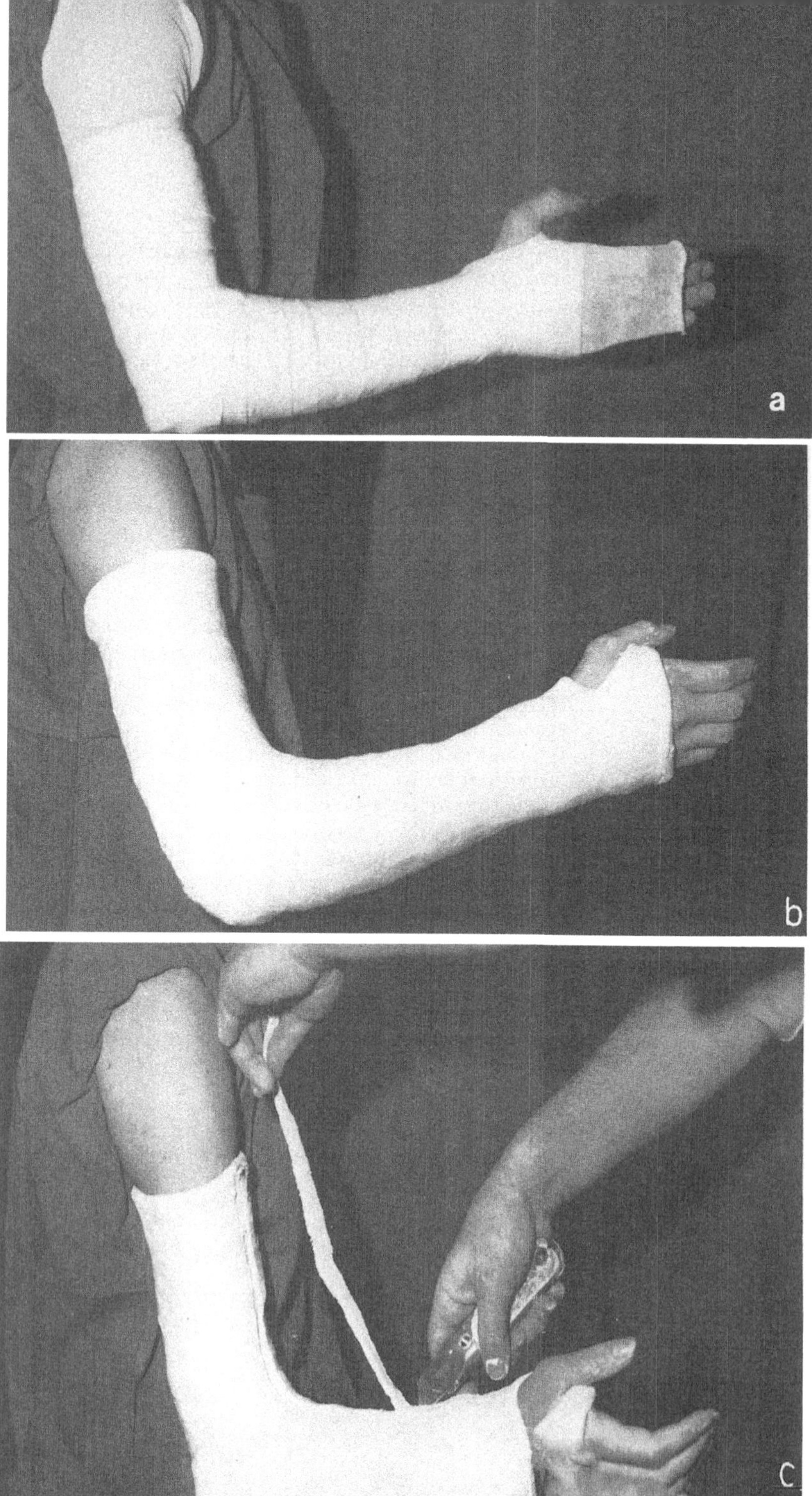
a
b
c

2.2.3 Zirkulärer Oberarmgips

Indikation	Geschlossene, gut reponierbare distale Humerusfraktur ohne Begleitverletzung (Nerven, Gefäße). *Ausnahme:* Bei Gelenkbeteiligung Osteosynthese.
Material	1 Mullschlauch, schmales Polstervlies und Kreppapier; 5-6 Gipsbinden, 8 cm breit; 1 5fache Gipslonguette, 10 cm breit; beim gespaltenen Gips zusätzlich 2 elastische Binden, 6 cm breit.
Technik	Nach der evtl. nötigen Reposition mit Kontrolle unter dem Bildverstärker wird ein Mullschlauch über den Arm bis zur Schulter gezogen. Zirkuläres Polstern mit Vlies und Anwickeln mit Kreppapier. Der Ellbogen ist rechtwinklig gebeugt, die Hand in Mittelstellung (**a**). ↓ Von der Fraktur ausgehend werden 2-3 Gipsbinden angelegt, danach sofort Kontrolle unter dem Bildverstärker. ↓ Zur Verstärkung wird dorsal eine Gipslonguette aufgelegt. Zurückschlagen der Schlauchmullenden und Komplettieren des Gipses mit 2 weiteren Binden. Die distale Hohlhandfalte muß frei bleiben (voller Faustschluß), und der Daumen sollte möglichst gut und unbehindert beweglich sein (**b**). ↓ Handelt es sich um einen primären Gips, so muß eine mindestens 5-10 mm breite Rille radial oder ulnar ausgeschnitten werden. Anschließend Umwickeln des Gipses mit 2 elastischen Binden (**c**). *Cave:* Volkmann-Kontraktur.
Besonderes	- Kontrolle von Zirkulation, Sensibilität und Motorik an den Fingern. - Nach Abschwellen (4-6 Tage) Röntgenkontrolle und zirkuläres Schließen des Gipses mit 1-2 Gipsbinden. - Zu beachten: eine evtl. noch später eintretende Radialisparese.
Dauer	5-6 Wochen.

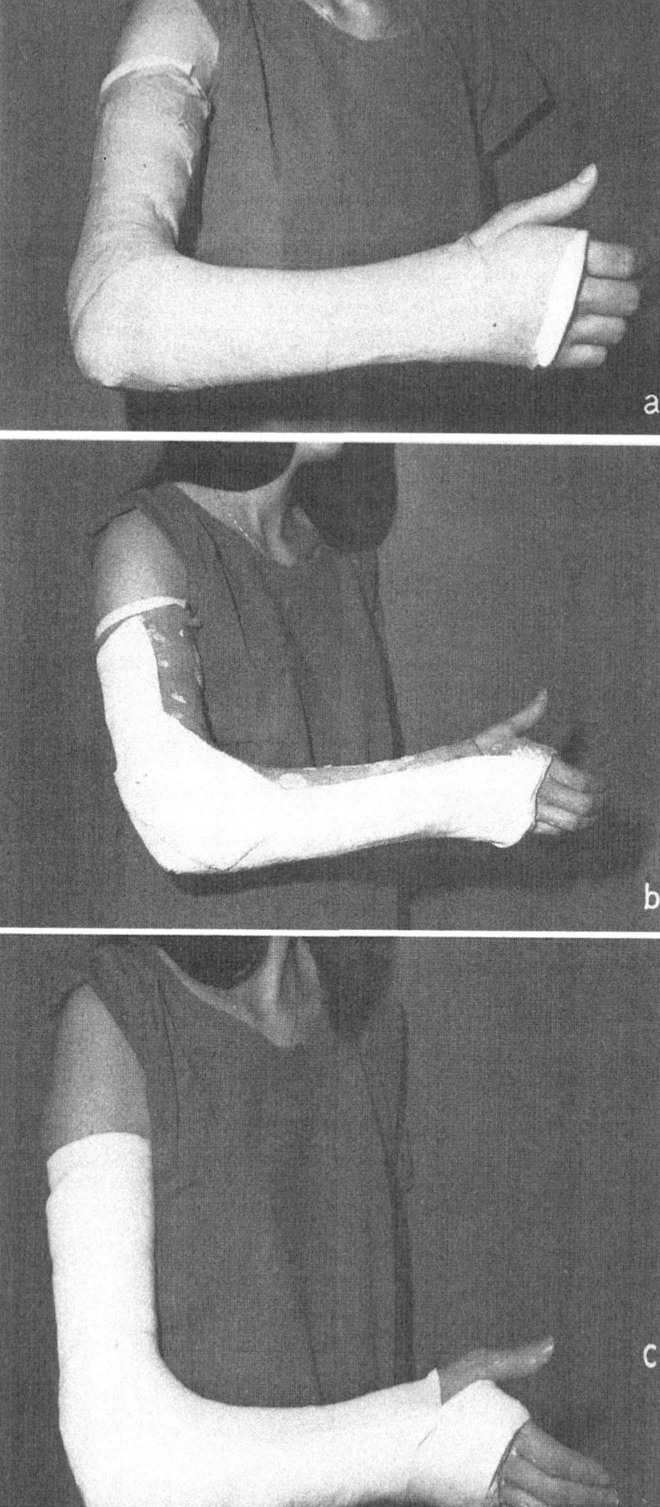
a
b
c

2.3 Fixationen bei Verletzungen des Ellbogens

In unserer Klinik werden praktisch alle Verletzungen des Ellbogens operativ versorgt.

2.3.1 Dorsale Oberarmgipsschiene

Indikation	• Als Abschwellgips nach Operationen am distalen Humerus und am Ellbogen. • Nach Ellbogenluxation. • Zur Ruhigstellung bis zur Wundheilung: - nach Operationen an peripheren Nerven, - bei großen Weichteilverletzungen. • Nach Bursektomien.
Material	Schmales Polstervlies, 6 cm breites Kreppapier; 1 10 cm breite, 10fache Gipslonguette; 2 kurze, 10 cm breite, 5fache Gipslonguetten; 2 elastische Binden, 6-8 cm breit.
Technik	Bei rechtwinklig gebeugtem Ellbogen und leichter Supinationsstellung wird der Arm zirkulär mit Vlies und Kreppapier umwickelt (**a**). ↓ Die Gipslonguette wird vom Handrücken über das Olekranon bis zum proximalen Oberarm gelegt. Verstärkung medial und lateral am Ellbogen mit 2 kurzen Gipsschienen (**b**). ↓ Fixation der Gipslonguetten mit Papier und elastischen Binden (**c**).
Besonderes	- Kontrolle von Zirkulation, Sensibilität und Motorik an der Hand und den Fingern. - Verband und Gipsschienen so anlegen, daß etwaige Redon-Drains mühelos entfernt werden können.
Dauer	• 5 Tage. • 7-10 Tage. • 10 Tage. • 14 Tage.

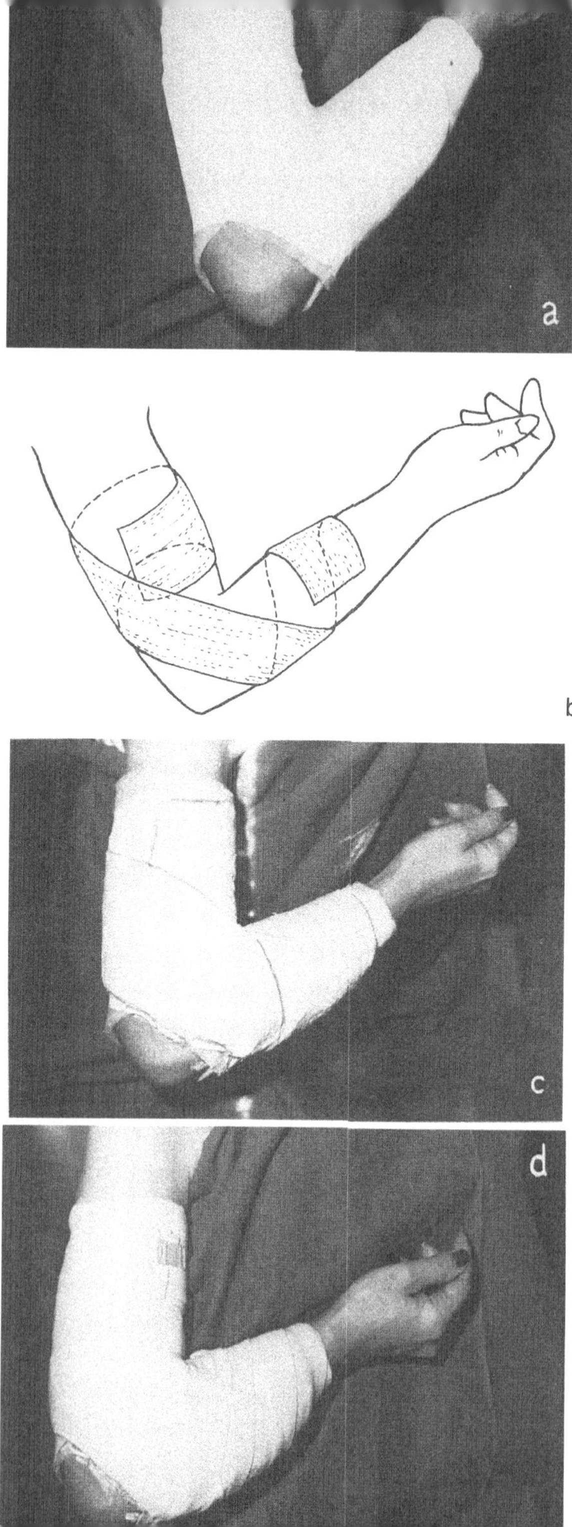
a
b
c
d

2.3.2 Spezielle Ellbogengipsschiene

Indikation	Nach Ellbogenluxation oder Ellbogenluxationsfraktur mit Reluxationstendenz.
Material	Schmales Polstervlies, 6 cm breites Kreppapier; 1 10 cm breite, 10fache Gipslonguette; 1 kurze, 10 cm breite, 5fache Gipslonguette; 1 elastische Binde, 6 cm breit.
Technik	Bei spitzwinklig gebeugtem Ellbogen werden Ober- und Unterarm ohne Einbeziehen des Handgelenks unter Freilassung des Olekranons mit Vlies und Kreppapier umwickelt (**a**). ↓ Die Gipslonguette wird entsprechend der Polsterung angelegt und mit einer kurzen zweiten Gipsschiene medial verstärkt (**b**, **c**). ↓ Fixation der Gipsschiene mit Kreppapier und einer elastischen Binde (**d**).
Besonderes	- Bei adipösen Patienten Ellenbeuge zusätzlich polstern. - Kontrolle von Zirkulation, Sensibilität und Motorik an der Hand und den Fingern.
Dauer	2 Wochen, danach zirkulärer Oberarmgips (s. 2.2.3) für 4 Wochen.

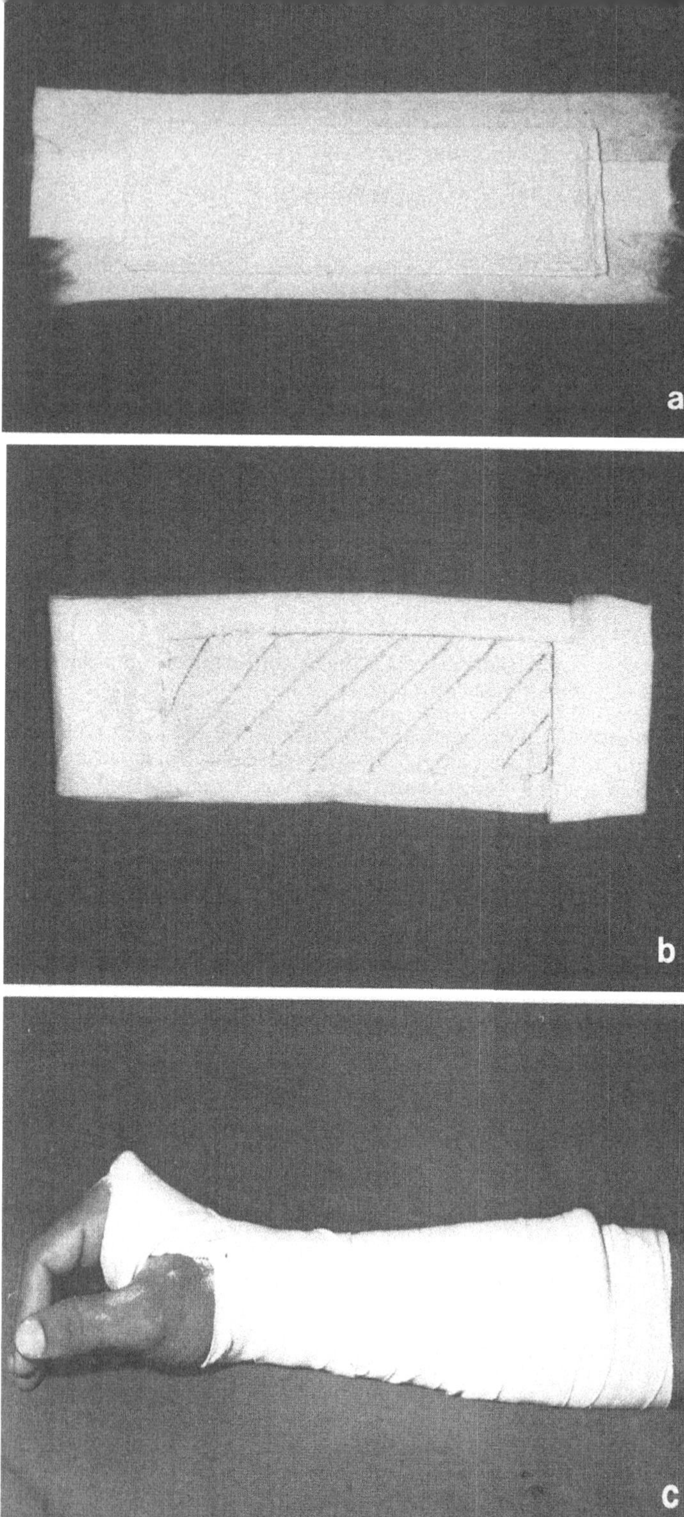
a
b
c

2.4.1 Dorsale Unterarmgipsschiene

Indikation	Weichteilverletzungen.
Material	Breites Polstervlies; 1 10fache, 10 cm breite Gipslonguette; schmales Kreppapier; 1 elastische Binde, 4-6 cm breit.
Technik	Auslegen von 2 breiten Vliesstreifen, welche die Gipsschiene in Breite und Länge überragen müssen (**a**). ↓ Auf die Polsterung wird die feuchte Gipslonguette gelegt, anschließend Umschlagen der Polsterränder (**b**). ↓ Anwickeln der Schiene mit Kreppapier und elastischer Binde (**c**). *Merke:* Die Fingergrundgelenke bleiben frei.
Besonderes	- *Cave:* Druckstellen im Bereich des Processus styloideus radii und ulnae. - Kontrolle von Zirkulation, Sensibilität und Fingerbeweglichkeit.
Dauer	10-12 Tage.

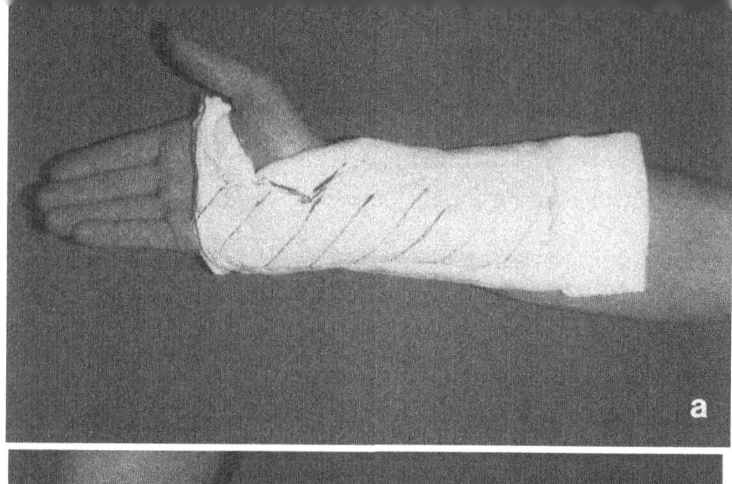
a

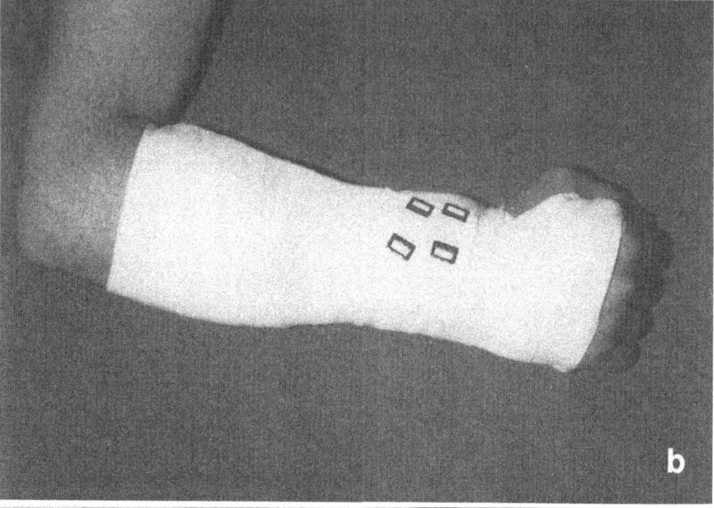
b

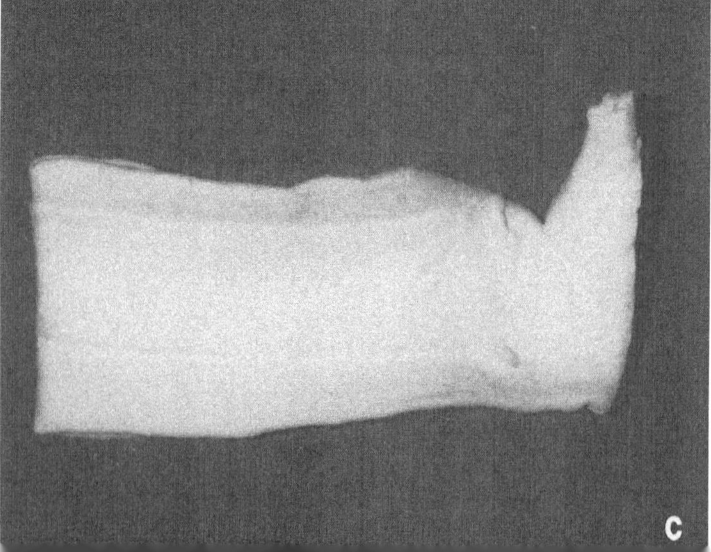
c

2.4.2 Volare Gipsschiene

Indikation	- Weichteilverletzungen, - stabile distale Radiusfraktur, bei welcher eine Reposition nicht notwendig ist.
Material	Breites Polstervlies; 1 10fache, 10 cm breite Gipslonguette mit Aussparung für den Daumen; 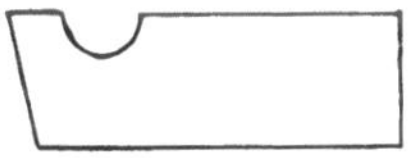 schmales Kreppapier; 1 elastische Binde, 4-6 cm breit.
Technik	Auslegen von 2 breiten Vliesstreifen, welche die vorbereitete Gipsschiene in Breite und Länge überragen müssen. ↓ Auf die Polsterung wird die feuchte Gipslonguette gelegt, danach Umschlagen der Polsterränder. ↓ Anlegen der Schiene auf der Volarseite des Handgelenks und des Unterarms. Stellung des Unterarms in Supination, Hand in leichter Dorsalflexion (Funktionsstellung). Die distale Hohlhandfalte und damit die Fingergrundgelenke müssen frei bleiben. Der Daumen sollte, wenn immer möglich, unbehindert bewegt werden können (**a**). ↓ Anwickeln der Schiene mit Kreppapier und elastischer Binde, anschließend Röntgenkontrolle (**b**).
Besonderes	- *Cave:* Druckstellen im Bereich des Processus styloideus ulnae und radii. - Kontrolle von Zirkulation, Sensibilität und Fingerbeweglichkeit. - Nach Entfernen des Kreppapiers kann die Gipsschiene auch als abnehmbare Schiene verwendet werden (**c**).
Dauer	- Weichteilverletzung: 10-12 Tage. - Radiusfraktur: 3-4 Wochen.

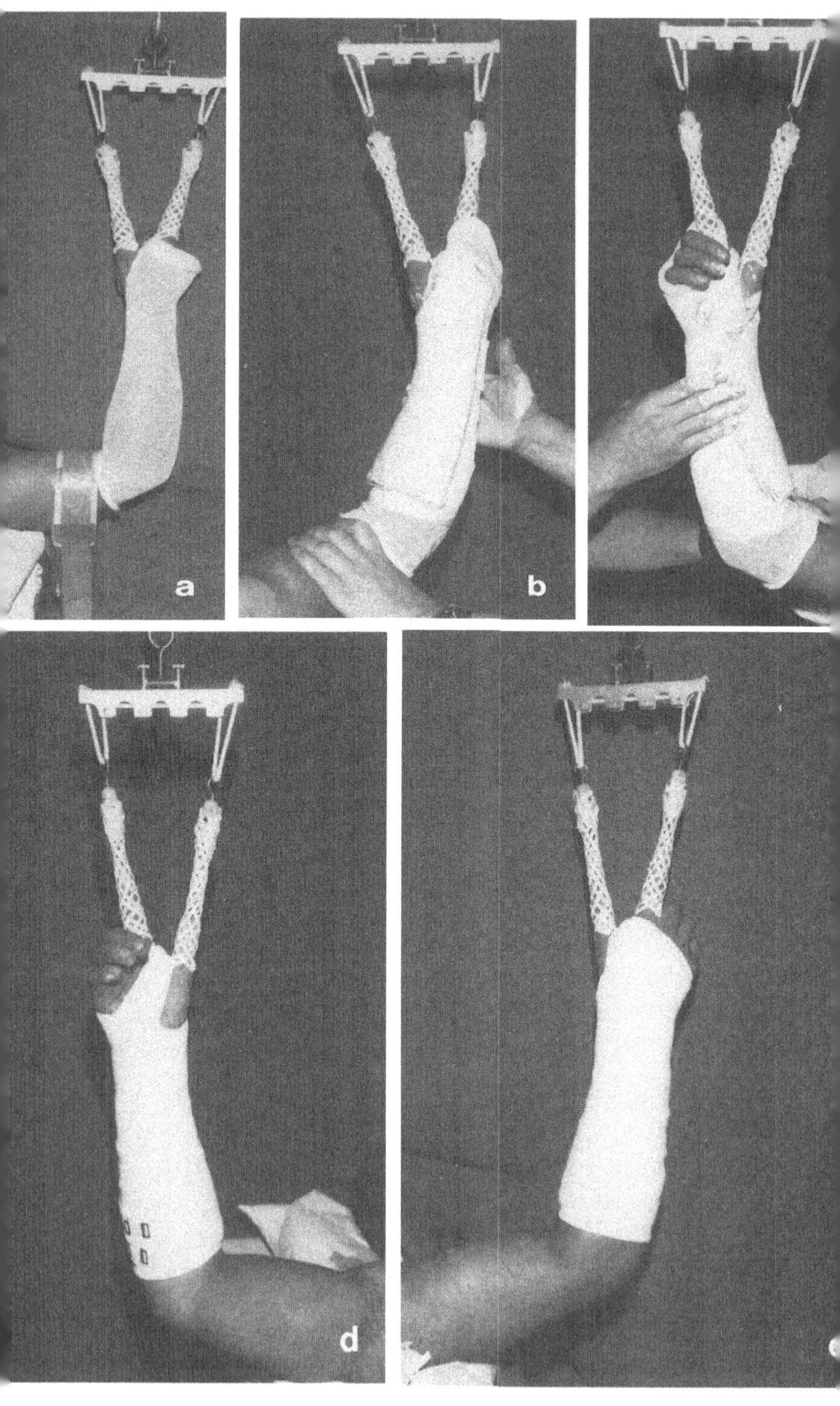
a
b
d

2.4.3 Dorsoradiale volare Unterarmgipsschiene (¾-Schiene)

Indikation	Radiusfraktur loco classico, welche eine Reposition benötigt.
Material	„Mädchenfänger", Mullschlauch, schmales Polstervlies, 4-6 cm breites Kreppapier; 1 15 cm breite, zurechtgeschnittene, 10fache Gipslonguette; eine 6 cm breite elastische Binde.
Technik	Überziehen des Mullschlauchs und Reposition am aufgehängten Unterarm: Aufhängen der Finger I und II an „Mädchenfängern", Ellbogen rechtwinklig gebeugt und Belastung mit 4-7 kg (**a**). ↓ Nach der Reposition (Kontrolle unter dem Bildverstärker) und bei korrekt gehaltener Stellung des Handgelenks (Volarflexion und Ulnarabduktion) Entfernen der Gewichte und zirkuläre Polsterung mit Vlies und Kreppapier. ↓ Anlegen der Gipsschiene dorsal, radial und volar, so daß der Unterarm zu ¾ umfaßt wird (**b, c**). ↓ Umschlagen der Schlauchmullenden und Anwickeln mit Kreppapier. Nochmalige Kontrolle unter dem Bildverstärker und danach Fixation mit einer elastischen Binde. Zum Schluß Röntgenkontrolle (**d, e**). *Merke:* Nach Entfernen der Gewichte muß die Fraktur bis zur Erhärtung des Gipses reponiert gehalten werden (**b, c**).
Besonderes	- Voller Faustschluß, Daumen wenn möglich frei beweglich. - Kontrolle von Zirkulation, Sensibilität und Motorik. - Röntgenkontrolle nach 2-5 Tagen und zirkuläres Schließen des Gipses mit 2 Gipsbinden, 4-6 cm breit.
Dauer	4-6 Wochen.

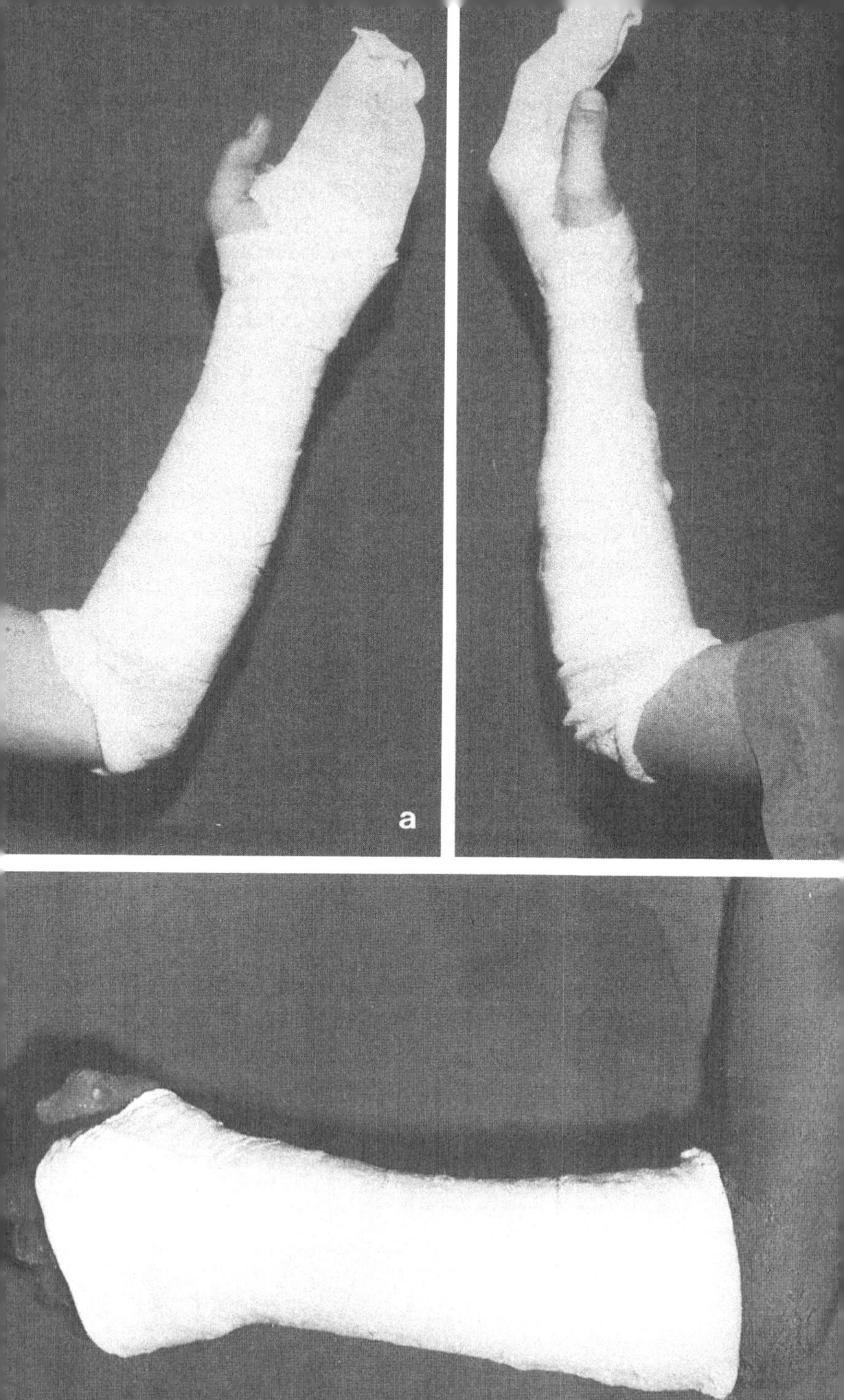
a

2.4.4 Zirkulärer Unterarmgips

Indikation	- Radiusfraktur loco classico, welche zunächst mit einem zirkulären Oberarmgips fixiert worden ist; - evtl. bei stabiler distaler Radiusfraktur.
Material	Mullschlauch, schmales Polstervlies, 4-6 cm breites Kreppapier; 2-3 Gipsbinden, 8 cm breit; 1 5fache, 10 cm breite Gipslonguette.
Technik	Über die Hand wird bis zum Ellbogen ein Mullschlauch gezogen. Freigabe des Daumens von einem separaten Einschnitt aus. ↓ Zirkuläres Polstern der Hand, des Handgelenks und des Unterarms mit Vlies und Kreppapier (**a, b**). ↓ Mit 2 Gipsbinden werden die Hand, das Handgelenk und der Unterarm umwickelt. Der Gips reicht distal nur bis zu den Fingergrundgelenken, die distale Hohlhandfalte bleibt frei, und der Daumen sollte unbehindert beweglich sein. Stellung der Hand: Leichte Dorsalextension, Os metacarpale II in der Verlängerung der Radiuslängsachse. ↓ Volare Verstärkung mit einer Gipslonguette, Umschlagen der Schlauchmullenden und Fixation mit einer weiteren Gipsbinde (**c**).
Besonderes	- Voller Faustschluß. - Kontrolle von Zirkulation, Sensibilität und Fingerbeweglichkeit.
Dauer	- Radiusfraktur loco classico: 2-3 Wochen. - Stabile distale Radiusfraktur: 3-4 Wochen.

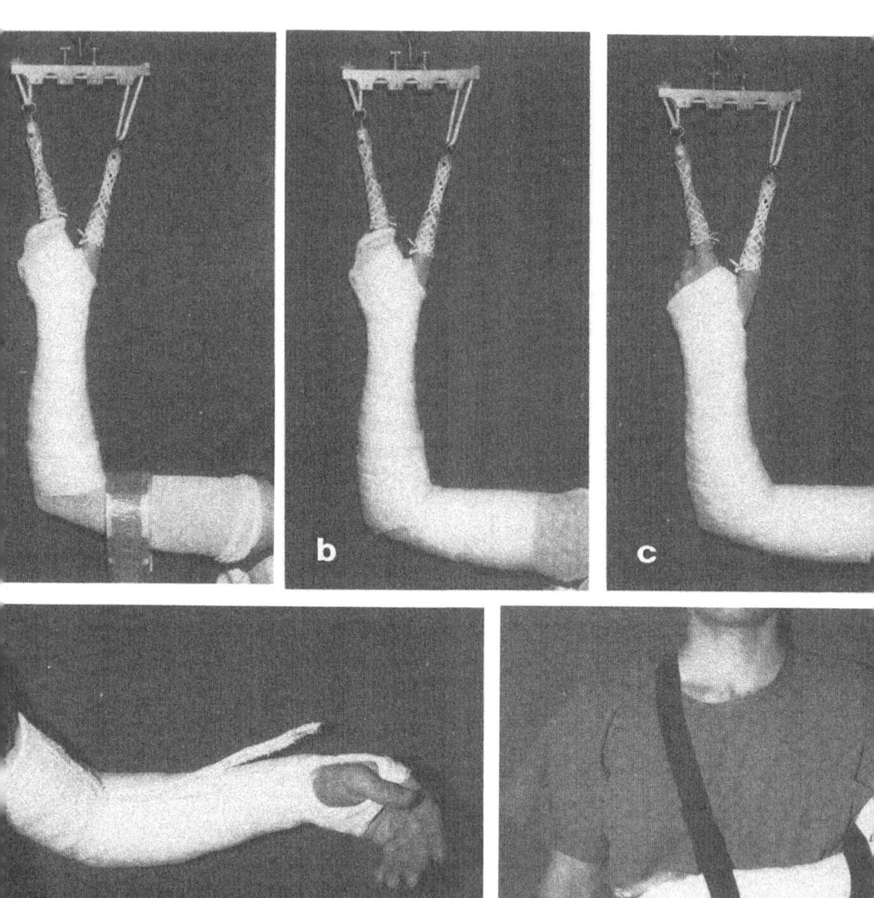
b
c
e

2.4.5 Zirkulärer Oberarmgips

Indikation	- Instabile, dislozierte distale Unterarmfrakturen. - Unterarmschaftfrakturen: Diese werden in der Regel operativ fixiert. Wenn eine Operation nicht möglich ist, kann ein Oberarmgips angelegt werden. Bei isolierten Ulnafrakturen (Ausnahme Monteggia-Frakturen) ist eine Fixation während 4-6 Wochen in einer Oberarmgipsschiene möglich (s. 2.3.1).
Material	Mullschlauch, schmales Polstervlies, 6 cm breites Kreppapier; 5-6 Gipsbinden, 6-8 cm breit; 1 5fache, 10 cm breite Gipslonguette; 2 elastische Binden, 6 cm breit.
Technik	Anlegen eines Mullschlauchs, wobei der Daumen von einem separaten Einschnitt aus freigegeben wird. Nach der Reposition am aufgehängten Unterarm (s. 2.4.3) zirkuläres Polstern mit Vlies und Kreppapier bis zum Ellbogen (**a**). ↓ Anlegen des Gipses entsprechend der Polsterung. *Merke:* - Die Reposition gelingt meistens besser bei Supination des Unterarms (Entlastung des M. brachioradialis). - Handgelenk in Volarflexion und Ulnarabduktion. ↓ Nach Kontrolle der Fraktur unter dem Bildverstärker zirkuläres Polstern bis zum Oberarm und Komplettieren des Gipses (**b, c**). ↓ Spalten des Gipsverbandes, wobei eine mindestens 5-10 mm breite Rille ausgeschnitten werden muß. Verschluß mit 2 elastischen Binden (**d, e**).
Besonderes	- Röntgenkontrolle nach 2-4 Tagen. Zirkuläres Schließen des Gipses nach Abschwellung. - Kontrolle von Zirkulation, Sensibilität und Fingerbeweglichkeit. *Cave:* Volkmann-Kontraktur.
Dauer	Oberarmgips für 3-4 Wochen, dann zirkulärer Unterarmgips für 2-3 Wochen (s. 2.4.4).

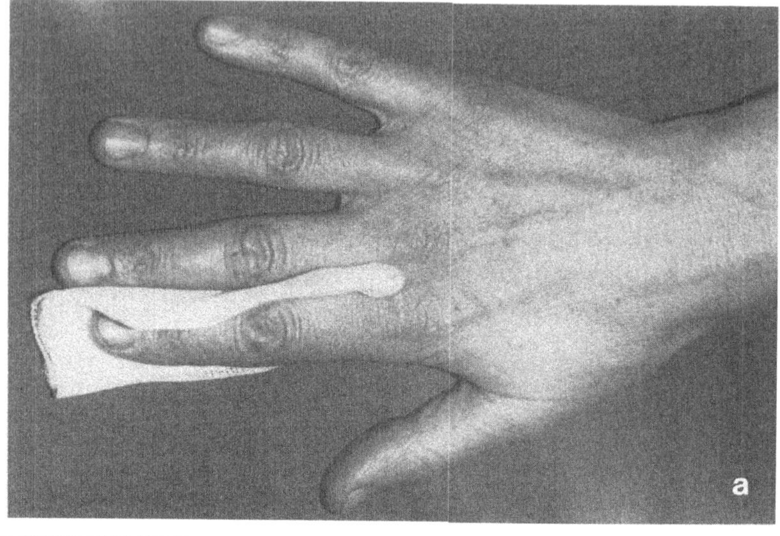
a

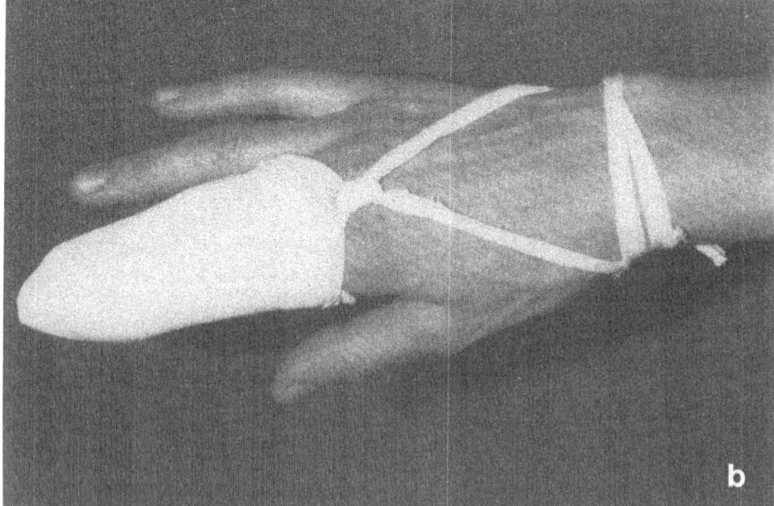
b

2.5.1 Schienender Schlauchmullverband

Indikation	- Stabile Frakturen der Mittel- und Endphalanx ohne Gelenkbeteiligung, - Fingerdistorsion, - Weichteilverletzungen der Finger ohne Sehnenbeteiligung.
Material	1 Kompresse, Mullschlauch mit Applikator, evtl. zurechtgeschnittener Zungenspatel.
Technik	*Prinzip:* Der verletzte Finger wird an einen benachbarten Finger fixiert. Zwischen die beiden Finger wird eine Kompresse gelegt (**a**). ↓ Fixation beider Finger aneinander mit dem passenden Mullschlauch, wobei zwecks besserer Stabilität zwischen 2 Schlauchmulltouren volar ein zurechtgeschnittener Zungenspatel eingelegt werden kann (**b**).
Besonderes	*Cave:* Schnürringe an der Fingerbasis.
Dauer	1-2 Wochen.

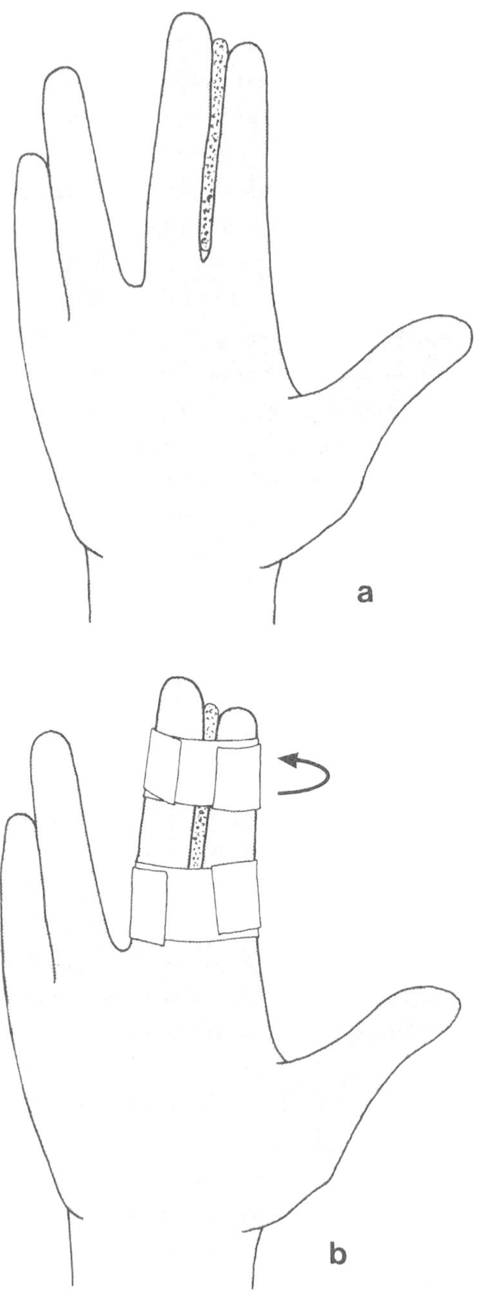
a
b

2.5.2 Funktioneller Fingerverband Typ A

Indikation	- Distorsionen des PIP- oder DIP-Gelenks, - evtl. Fissuren der Phalangen.
Material	Sprühkleber, Schaumgummistreifen, 2 cm breites Tape.
Technik	*Prinzip:* Der verletzte Finger wird an einen benachbarten Finger fixiert. Ein mit Sprühkleber eingesprühter zurechtgeschnittener Schaumgummistreifen wird zwischen die beiden Finger geklebt (**a**). ↓ Fixation der Finger aneinander mit je 2 semizirkulären Tapestreifen auf Höhe der Grundphalangen und des DIP-Gelenkes bzw. der Endphalangen (**b**).
Besonderes	- Tapeverband immer ohne Zug anlegen. *Cave:* Stauung. - Kontrolle der Zirkulation.
Dauer	1-2 Wochen. Wechsel des Tapeverbands nach 3-4 Tagen.

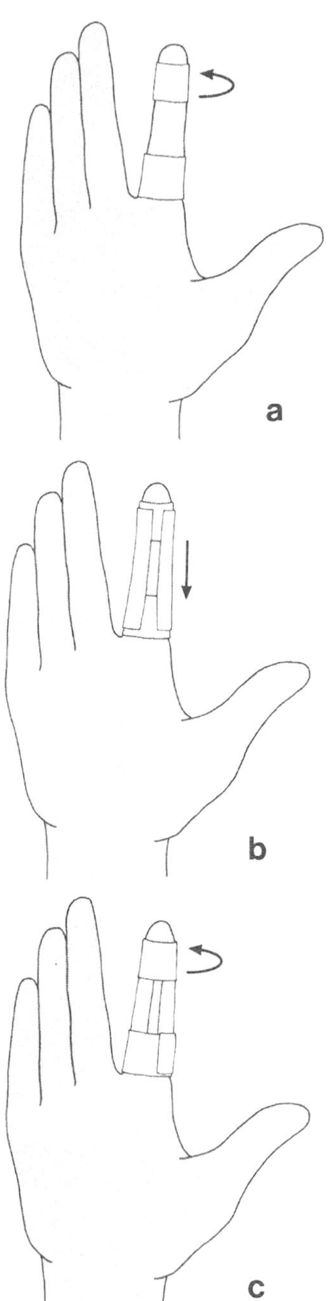
a
b
c

2.5.3 Funktioneller Fingerverband Typ B

Indikationen	Distorsionen des PIP- oder DIP-Gelenks.
Material	Sprühkleber, 2 cm breites Tape.
Technik	*Prinzip:* Mit dem Klebeverband können Gelenke eines einzelnen Fingers ruhig gestellt werden. Einsprayen des Fingers mit Sprühkleber. Auf die Endphalanx und die Basis der Grundphalanx wird je ein Ankerstreifen direkt auf die Haut geklebt (**a**). ↓ Verstärkung ulnar und radial mit 2 längsverlaufenden Tapestreifen und Fixation auf den Ankerstreifen (**b**). ↓ Sicherung distal und proximal mit je 2 semizirkulären Pflasterstreifen (**c**).
Besonderes	- Tapeverband immer ohne Zug anlegen. *Cave:* Stauung, Schnürringe. - Bei Schwellungstendenz ausschließlich semizirkuläre Pflastertouren.
Dauer	7-10 Tage. Wechsel des Tapeverbandes nach 3-4 Tagen.

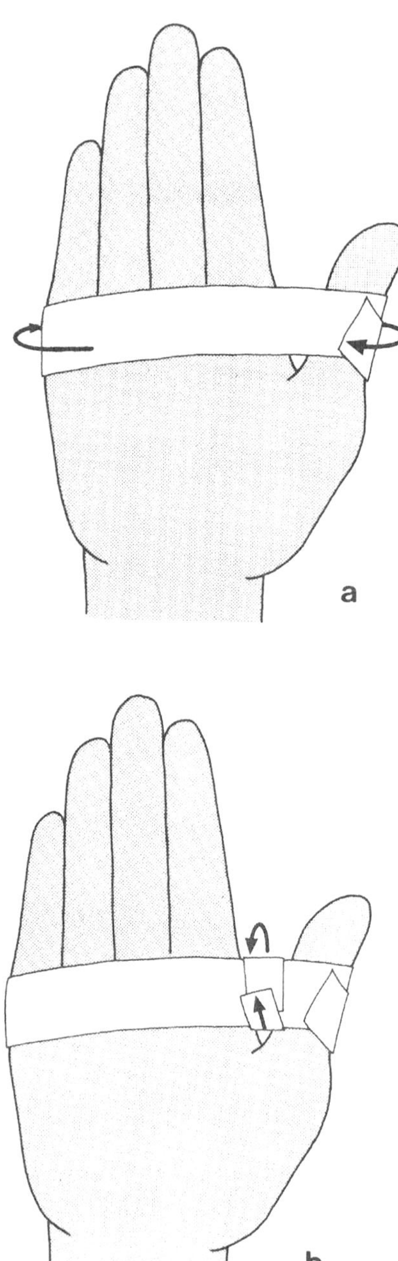
a
b

2.5.4 Funktioneller Daumenverband Typ A

Indikation	Distorsionen des Daumengrundgelenks ohne Bandruptur. Bei vollständiger Läsion des ulnaren Seitenbands (gehaltene Röntgenaufnahmen in maximaler Abduktion) Operation.
Material	Eventuell Sprühkleber, 2 cm breites Tape.
Technik	*Prinzip:* Einschränkung der Abduktion im Daumengrundgelenk und damit Entlastung der ulnaren Kapsel-Band-Strukturen. Ein direkt auf die Haut geklebter Tapestreifen (evtl. vorher Sprühkleber zur besseren Haftung) umschlingt Handrücken, Hohlhand und Daumengrundphalanx. Stellung des Daumens in leichter Abduktion (**a**). ↓ Der Tapestreifen zwischen Daumen und Zeigefinger wird zusammengepreßt und mit einem halben Tapestreifen gesichert (**b**).
Besonderes	Tapeverband ohne Zug anlegen. *Cave:* Stauung.
Dauer	10-14 Tage. Wechsel des Verbands nach 3-4 Tagen.

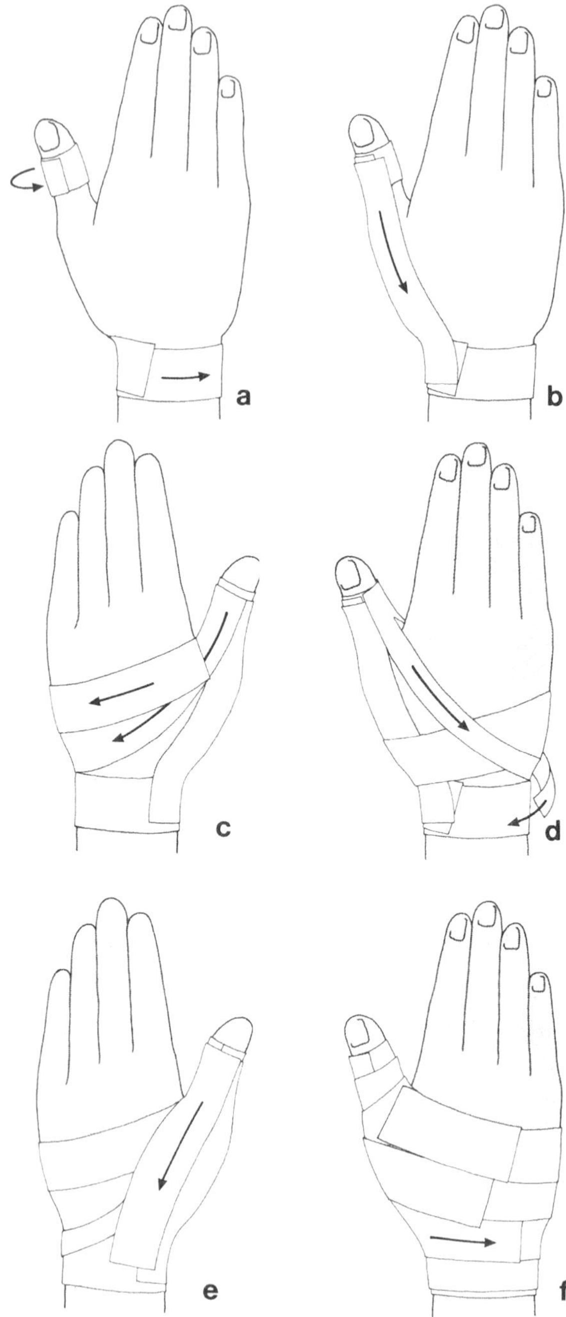
a
b
c
d
e
f

2.5.5 Funktioneller Daumenverband Typ B

Indikation	- Distorsionen des Daumengrundgelenks ohne Bandruptur. Bei vollständiger Läsion des ulnaren Seitenbands (gehaltene Aufnahmen in Abduktion: Aufklappbarkeit ulnar) Operation. - Nach Operationen im Bereich des Daumengrundgelenks, wenn noch eine relative Ruhigstellung und Entlastung des Gelenks notwendig ist.
Material	Sprühkleber; 1 Rolle Tape, 3,75 cm breit.
Technik	Einsprühen des Daumens, der Hohlhand, des Handrükkens und des Handgelenks mit Sprühkleber. ↓ Aufkleben je eines Ankerstreifens auf Höhe des DIP-Gelenks I und etwas proximal des Handgelenks (**a**). ↓ Ein Zügel auf der Streckseite und Beugeseite des Daumens verbindet die beiden Ankerstreifen (**b, c**). ↓ Aufkleben eines zirkulären Zügels, welcher von der Thenarmuskulatur über die Hohlhand bis gegen den Handrücken zieht und auf der Streckseite des Daumens fixiert wird (**c**). ↓ Auf die Ulnarseite des Daumens wird ein längs eingerissener Zügel geklebt. Die Schenkel umgreifen dorsal und palmar die Hand, kreuzen sich auf dem Handrücken und werden proximal auf den Ankerstreifen fixiert (**d**). ↓ Ein weiterer Zügel verbindet palmar die beiden Ankerstreifen (**e**). ↓ Verschluß des Verbands mit mehreren zirkulären oder semizirkulären Verschalungsstreifen (am Daumen halbiert) (**f**).
Besonderes	- Tapeverband ohne Zug anlegen. *Cave:* Stauung. - Bei Schwellung nur semizirkuläre Pflasterstreifen.
Dauer	2-3 Wochen, allgemein bis zur Schmerzfreiheit. Wechsel des Verbands nach 5-7 Tagen.

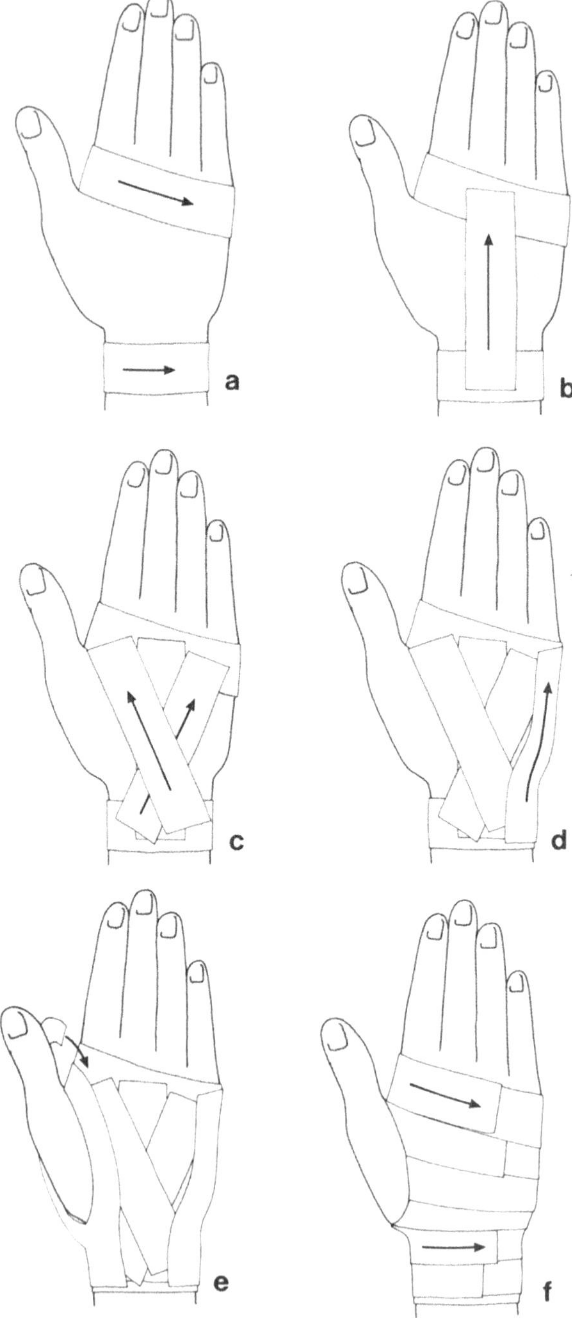
a
b
c
d
e
f

2.5.6 Funktioneller Verband des Handgelenks

Indikation	Bei Distorsionen des Handgelenks, wenn keine stabilere Fixation notwendig ist.
Material	Sprühkleber; 3,75 cm breites Tape.
Technik	*Prinzip:* Durch den direkt auf die Haut geklebten Stützverband wird die Handgelenkbeweglichkeit in allen Ebenen eingeschränkt. Die Stellung der Hand ist abhängig von der beabsichtigten Funktionsbehinderung: Zur vorwiegenden Einschränkung der Dorsalextension → Aufkleben der Tapestreifen bei leichter Volarflexion. Zur vorwiegenden Einschränkung der Volarflexion → Aufkleben der Tapestreifen bei leichter Dorsalextension. Besprühen der Haut mit Sprühkleber. Proximal des Handgelenks und auf Höhe der Fingergrundgelenke Aufkleben je eines zirkulären Ankerstreifens (**a**). ↓ Ein erster gerader Zügel verbindet dorsal die beiden Ankerstreifen (**b**). Verstärken mit 2 gekreuzten Tapestreifen (**c**). ↓ Gleiches Vorgehen auf der Volarseite. ↓ Aufkleben von längs verlaufenden Verstärkungen ulnar und radial, wobei der Daumen nach Längseinreißen des Tapestreifens umfaßt wird (**d**, **e**). ↓ Verschluß des Verbands mit einigen Tapestreifen, welche sich überlappen und bei Schwellungstendenz immer semizirkulär geführt werden müssen (**f**).
Besonderes	Tapeverband ohne Zug anlegen. *Cave:* Druckstellen in der Daumenkommissur, Stauung.
Dauer	10–14 Tage. Wechsel des Verbandes nach 5 Tagen.

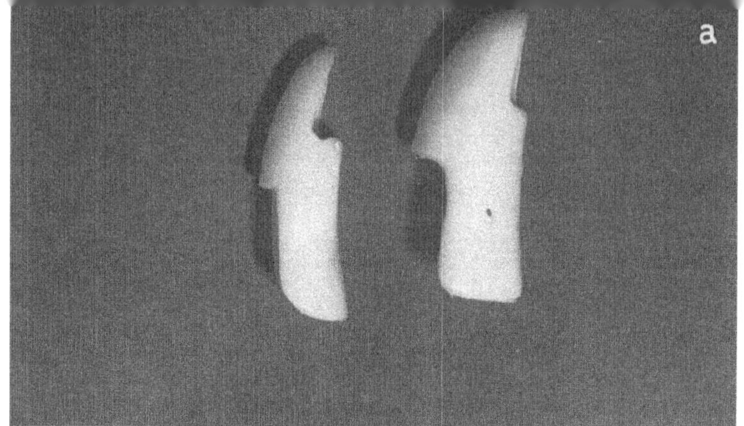
a

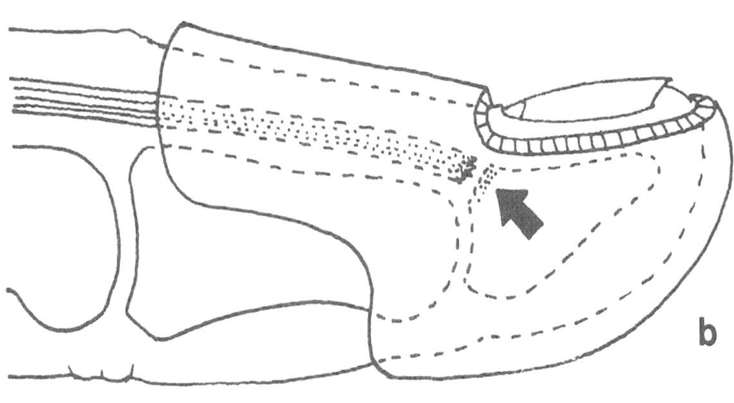
b

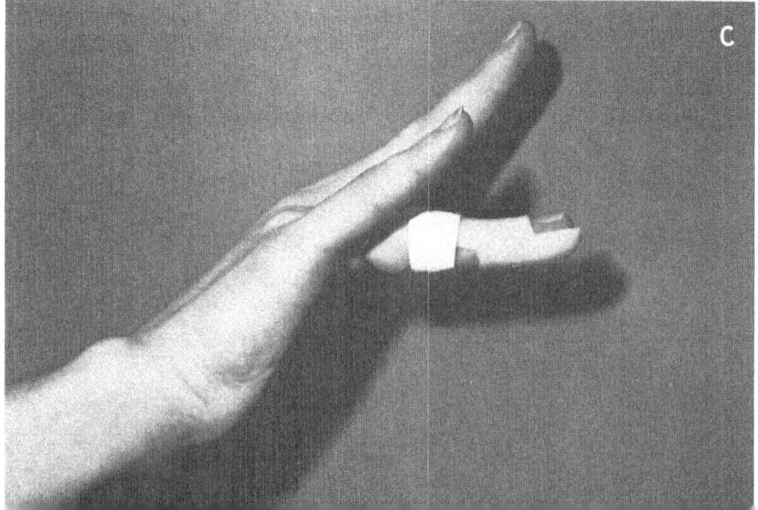
c

2.5.7 Fingerextension mit der Stack-Schiene

Indikation	Distaler Strecksehnenausriß ohne oder mit sehr kleinem Knochenfragment. Größere, stark dislozierte Fragmente werden operativ fixiert.
Material	1 Extensionsfingerschiene aus Kunststoff nach Stack, Heftpflaster (**a**). *Alternative:* Gepolsterte schmale Aluschiene.
Technik	*Prinzip:* Streckung im DIP-Gelenk (**b**). Anpassen einer entsprechenden Extensionsschiene (in verschiedenen Größen erhältlich). Proximal Fixation der Schiene mit Heftpflaster, doch soll das PIP-Gelenk frei bleiben. Die Schiene muß, falls nötig, proximal zurechtgeschnitten werden (**c**). Wird eine gepolsterte Aluschiene verwendet, so erfolgt die Fixation dorsal mit Heftpflaster.
Besonderes	Jeden zweiten Tag soll die Schiene entfernt und mit Talk gepudert werden, gleichzeitig Hautpflege bei flach aufgelegter Hand.
Dauer	- Rein tendinöser Ausriß: 6 Wochen während 24 h dann noch bis zu 2–3 Monaten in der Nacht. Ruhigstellung individuell und abhängig von der Suffizienz der Strecksehne. - Knöcherner Ausriß: 6 Wochen während 24 h, dann nochmals für 2–3 Wochen in der Nacht.

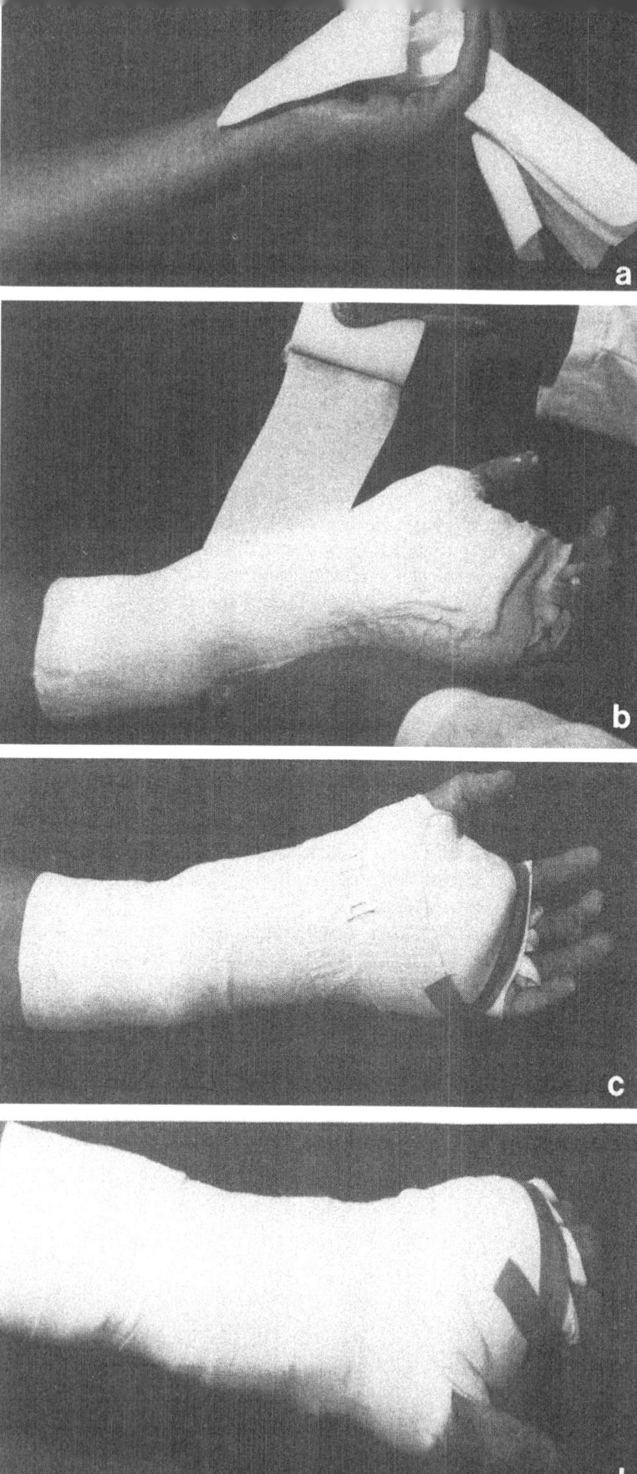
a
b
c
d

2.5.8 Faustverband

Indikation	- Größere Weichteilverletzungen der Hand ohne Sehnenbeteiligung. - Als Abschwellgips nach handchirurgischen Eingriffen.
Material	Gefettete Gaze (z. B. Sofra-Tüll, Betadine), Kompressen, Gazestreifen, synthetische Watte, Polsterbinde; 1 10 cm breite, 5- bis 10fache Gipslonguette; Kreppapier; 1-2 elastische Binden, 4-6 cm breit.
Technik	Stellung der Hand: Supination und Dorsalextension. Zunächst steriler Wundverband mit gefetteter Gaze und Kompressen. ↓ Zwischen die Finger werden Gazestreifen gelegt. Auffüllen der Hohlhand mit lockeren Kompressen oder synthetischer Watte (**a**). ↓ Die Finger sollen nur so weit ruhiggestellt werden, wie es für die Heilung unbedingt notwendig ist (nach Karpaltunnelrevision bleiben die Finger z. B. frei beweglich). ↓ Hand und Unterarm locker mit Polsterbinde oder synthetischer Watte umwickeln. Fixation der Polsterung mit Kreppapier. ↓ Die Gipslonguette wird volar angelegt und mit Krepppapier sowie elastischen Binden fixiert (**b**, **c**, **d**).
Besonderes	*Merke:* Jeder Verband muß, wenn er durchgeblutet ist oder Schmerzen verursacht, vorzeitig gewechselt werden. - Hochlagerung. - Zur Kontrolle der Zirkulation bleiben die Fingerkuppen sichtbar. *Cave:* Stauung, Handrückenödem, Pfötchenstellung der Finger.
Dauer	- Nach Osteosynthesen: 5 Tage. - In allen anderen Fällen: 10-14 Tage.

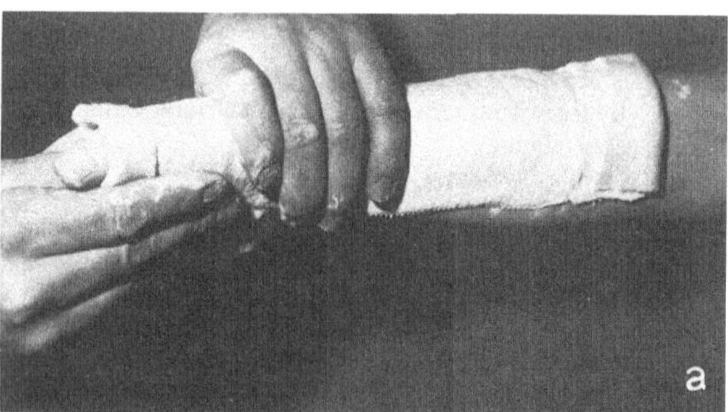
a

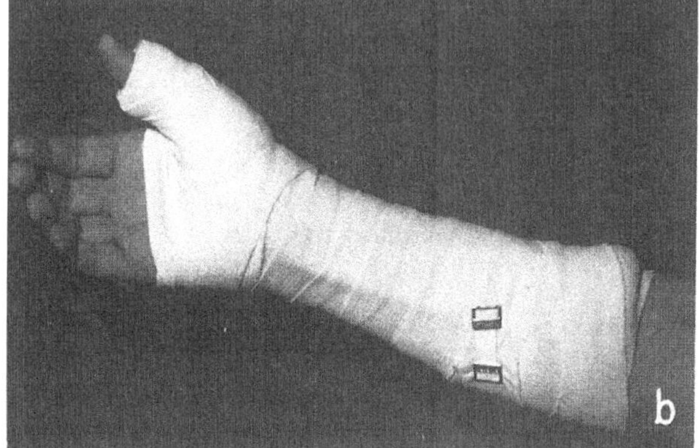
b

2.5.9 Gipsrinne für den Daumen

Indikation	- Stabile Frakturen des Daumens ohne Gelenkbeteiligung, - Distorsionen des Daumens, - Weichteilverletzungen, - evtl. nach Strecksehnennaht.
Material	Schmales Polstervlies, 6 cm breites Kreppapier; 1 10 cm breite, 5- bis 10fache Gipslonguette, 1 4 cm breite elastische Binde.
Technik	Zirkuläres Polstern des Daumens und des Unterarms mit Vlies und Kreppapier. Anlegen der Gipslonguette über den opponierten Daumen. Anstelle einer zirkulären Polsterung kann die Gipsschiene direkt auf einige Polstervliesstreifen gelegt werden (**a**). ↓ Fixation der Gipslonguette mit Kreppapier und elastischer Binde (**b**).
Besonderes	Polsterung und Gips müssen faltenlos liegen.
Dauer	10-12 Tage; bei Strecksehnenverletzung 3 Wochen.

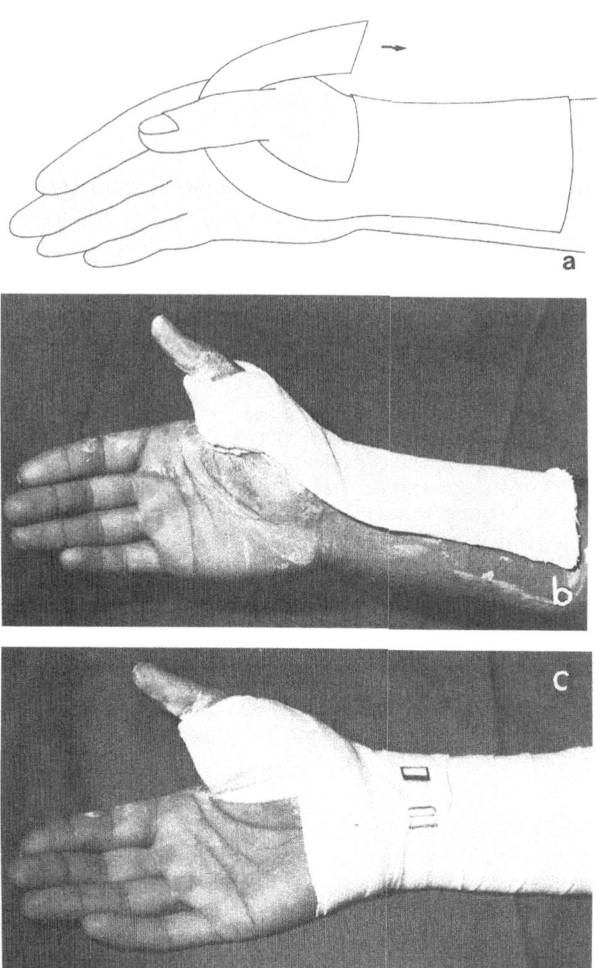
a
b
c

2.5.10 Steigbügelgipsverband des Daumens

Indikation	Wie für die Gipsrinne (s. 2.5.9). Je nach Verletzung ist die eine oder die andere Methode günstiger.
Material	Schmales Polstervlies; 6 cm breites Kreppapier; 1 längs-eingeschnittene, 10 cm breite 5fache Gipslonguette, bei welcher der eine Schenkel entfernt wird; 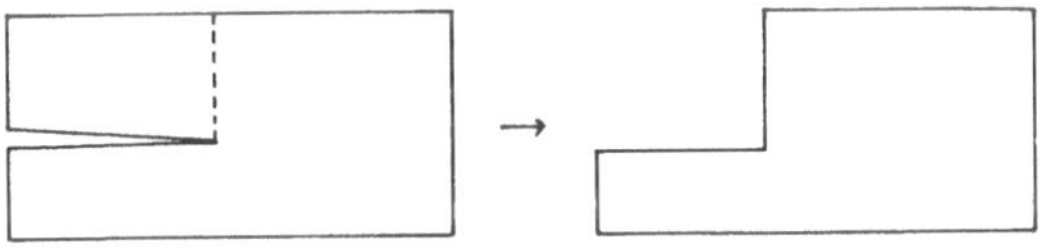 → 1 kurze Gipslonguette zur Verstärkung über dem Handgelenk; 1 elastische Binde, 4 cm breit.
Technik	Die feuchte, mit einem Vliesstreifen gepolsterte Gipslonguette wird auf die Radialseite des Unterarms gelegt, wobei der Gipsschenkel die Daumenbasis von radial nach ulnar semizirkulär umgreift. Verstärkung auf Höhe des Handgelenks mit einer kurzen Gipslonguette (**a, b**). ↓ Anwickeln der Schiene mit Kreppapier und elastischer Binde (**c**).
Besonderes	- Polsterung und Gips müssen faltenlos anliegen. - *Cave:* Keine Überstreckung im Daumengrundgelenk.
Dauer	10-12 Tage; bei Strecksehnenverletzung 3 Wochen.

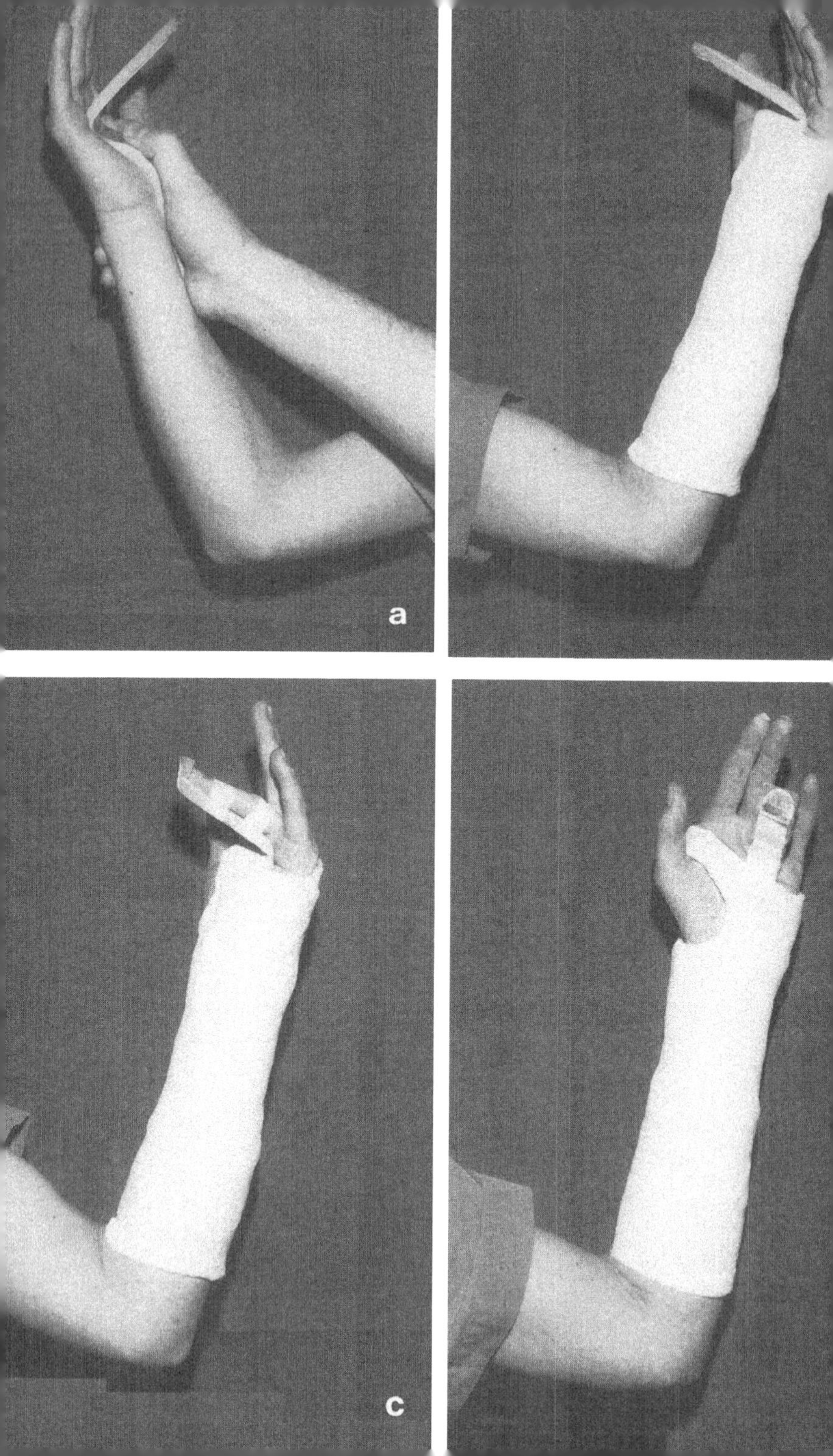
a
c

2.5.11 Iselin-Gips (Appareil-Standard)

Indikation	Frakturen der Metacarpalia und Phalangen, welche gut reponiert gehalten werden können, sonst Osteosynthese. *Ausnahme:* Subkapitale Metacarpalefraktur (Boxerfraktur).
Material	Mullschlauch, schmales Polstervlies; Kreppapier 6 cm breit; 3-4 Gipsbinden, 6 cm breit; 1 10 cm breite, 5fache Gipslonguette; 1 gepolsterte Metallschiene, Heftpflaster.
Technik	Anpassen der Metallschiene auf der gesunden Seite (**a**) (s. auch unter „Besonderes“). ↓ Über die Hand wird bis zum Ellbogen ein Mullschlauch gezogen und der Daumen von einem separaten Einschnitt aus freigegeben. ↓ Zirkuläres Polstern der Hand, des Handgelenks und des Unterarms mit Vlies und Kreppapier. ↓ Fixation entsprechend der Polsterung mit 2 Gipsbinden. Der Gips reicht nur bis zu den Fingergrundgelenken, die distale Hohlhandfalte bleibt frei. Handgelenk in Funktionsstellung, Daumenbeweglichkeit unbehindert. ↓ Anlegen einer volaren Gipsschiene, auf welcher die angepaßte Metallschiene mit einer Gipsbinde fixiert wird (**b**). ↓ Mit Heftpflaster wird der Finger direkt auf der Metallschiene ruhig gestellt. Durch anschließende Flexion der Schiene kann, falls nötig, noch leicht extendiert werden (**c**).
Besonderes	- Die Finger werden in der „position de fixation“, d. h. Flexion im MP- und Streckung im PIP-Gelenk fixiert. Nur in dieser Stellung sind die Seitenbänder entspannt. - Die Fingerspitze des verletzten Fingers muß auf das Os naviculare zeigen, damit die Rotation korrekt ist (**d**). - Kontrolle von Zirkulation und Sensibilität.
Dauer	2-3 Wochen.

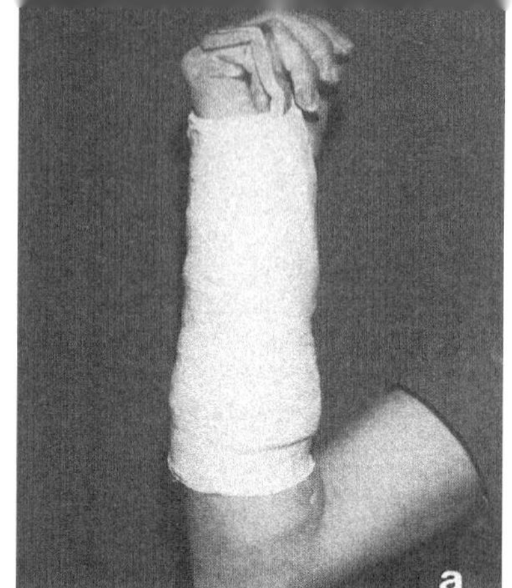
a

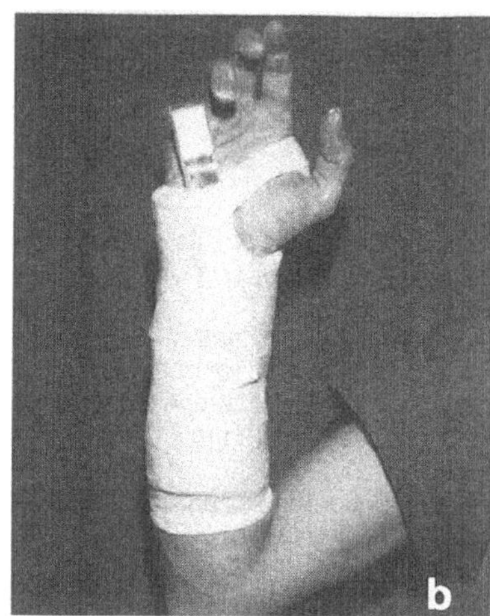
b

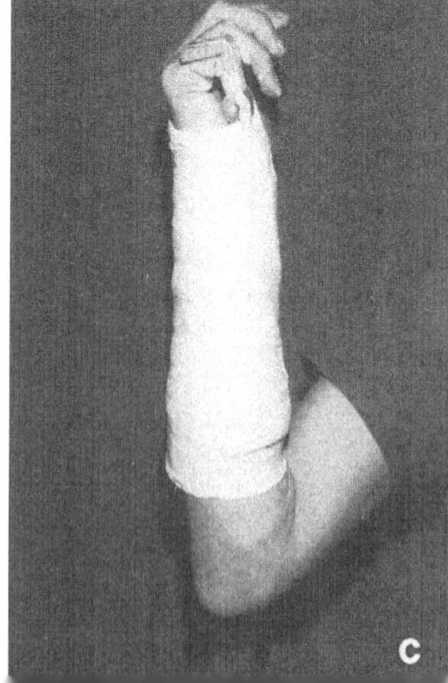
c

2.5.12 Spezialgips zur Ruhigstellung von subkapitalen Metacarpalefrakturen (Boxerfraktur)

Indikation	Subkapitale Metacarpalefraktur.
Material	Mullschlauch, schmales Polstervlies; Kreppapier, 6 cm breit; 3-4 Gipsbinden, 6 cm breit; 1 10 cm breite, 5fache Gipslonguette; 1 gepolsterte Metallschiene, Heftpflaster.
Technik	Nach der Reposition wird ein zirkulärer Unterarmgips angelegt, welcher knapp proximal der Fraktur enden soll und dessen distales Ende als Hypomochlion wirkt (s. 2.4.4). ↓ Bei rechtwinklig gebeugtem MP- und PIP-Gelenk wird die gepolsterte Metallschiene ohne Druck angepaßt und mit einer Gipsbinde fixiert (**a, b**). ↓ Fixation des Fingers an der Metallschiene mit Heftpflaster oder mit einer schmalen elastischen Binde (**c**).
Besonderes	- Zwischen Finger und Hohlhand kann wegen Mazerationsgefahr der Haut eine kleine Kompresse eingelegt werden. - Druckstellen im Bereich des PIP-Gelenks sind unbedingt zu vermeiden.
Dauer	2-3 Wochen.

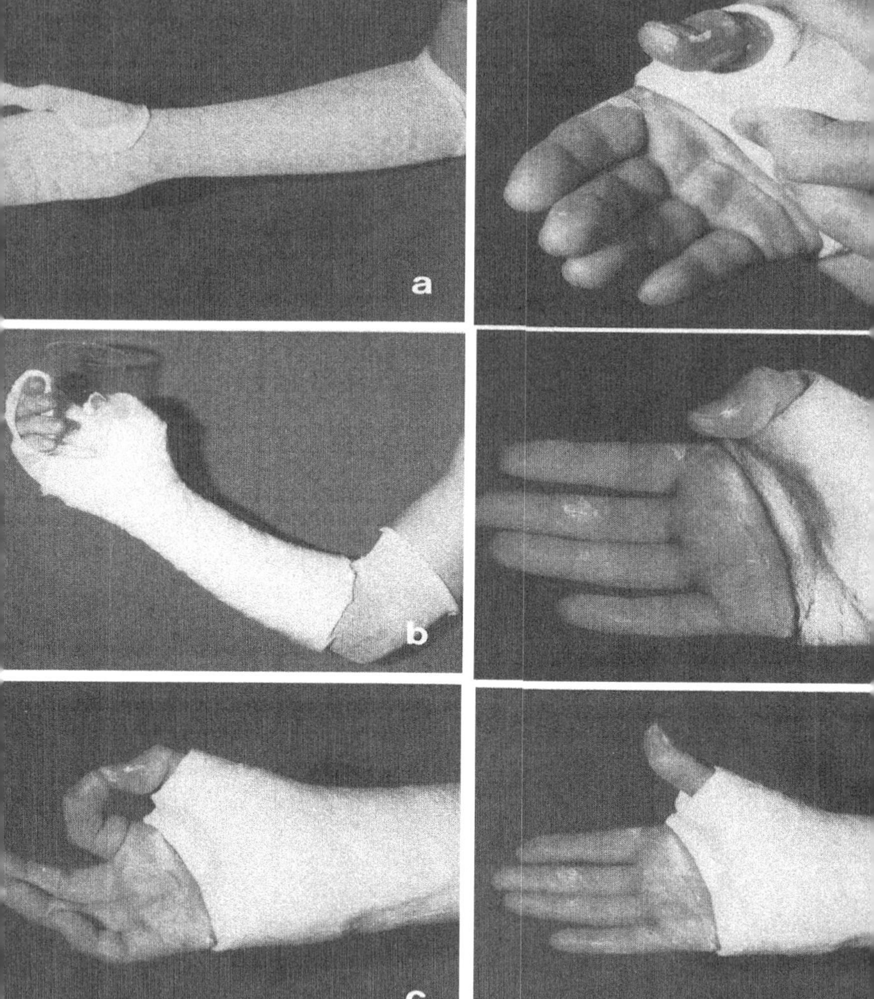

a
b
c

2.5.13 Navicularegips

Indikation	Navicularefrakturen
Material	Mullschlauch, schmales Polstervlies; Kreppapier, 6 cm breit; 4-5 Gipsbinden, 4-6 cm breit; 1 10 cm breite 5fache Gipslonguette.
Technik	Über den Unterarm und separat über den Daumen wird je ein Mullschlauch gezogen (**a**). ↓ Gleiche Technik wie beim zirkulären Unterarmgips (s. 2.4.4), doch wird der Daumen in Opposition bzw. in palmarer Abduktion bis proximal des DIP-Gelenks eingegipst. Der Spitzgriff der Finger I und II muß möglich sein (Glasgriff (**b, c**).
Besonderes	- Gutes Anmodellieren des noch feuchten Gipses in der Hohlhand (**d**). - Das DIP-Gelenk des Daumens muß frei beweglich sein (**e, f**). - Faustschluß der Finger II-V unbehindert, d. h. der Gips reicht nur bis zur distalen Hohlhandfalte.
Dauer	- Instabile Frakturen, d. h. mit zusätzlichen Bandverletzungen: Operation. Eventuell ist auch eine Ruhigstellung für 6 Wochen in einem Oberarmnaviculargips möglich (Verhinderung der Rotation), dann weitere 6 Wochen Unterarmnavicularegips. - Stabile Frakturen: • Fissuren: Dabei ist die Navicularefraktur häufig erst auf einem Kontrollröntgenbild 3 Wochen nach dem Unfall sichtbar: 6 Wochen. • Frakturen: Wenn die ossäre Läsion bereits primär sichtbar ist: 6 Wochen, dann Röntgenkontrolle und evtl. nochmals Navicularegips für 6 Wochen. Bei dislozierten Frakturen zunächst Oberarmnavicularegips für 6 Wochen, dann Röntgenkontrolle und Unterarmnnavicularegips für weitere 6 Wochen.

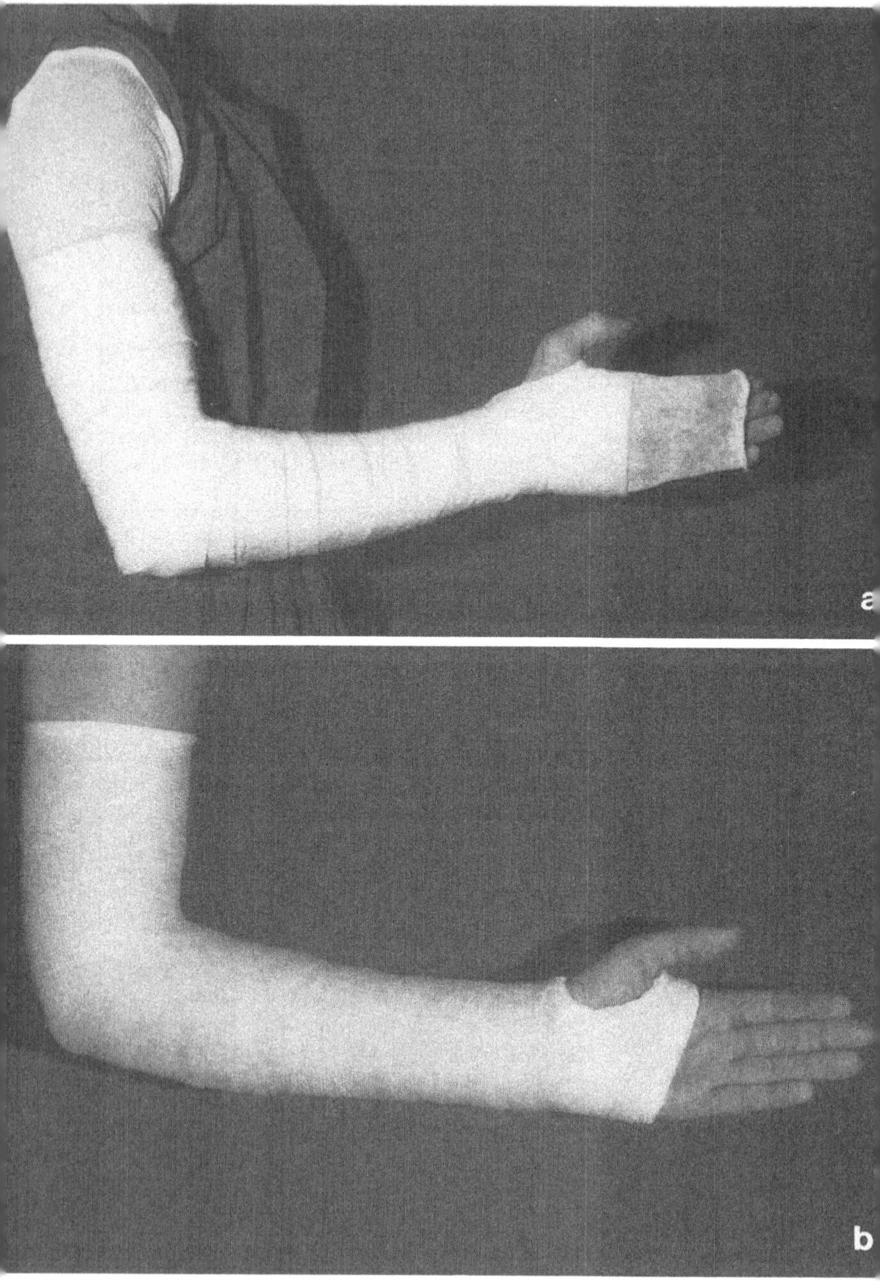

a

b

2.6.1 Zirkulärer Oberarmverband

Indikation	Nach Operationen im Ellbogenbereich und am Vorderarm.
Material	Trikot- oder Mullschlauch, schmales Polstervlies oder Polsterwatte, 6-8 cm breites Kreppapier; 1 Kunststoffbinde 7,5 cm breit, und 1-2 Kunststoffbinden, 10 cm breit; 1 gewaschene, 6 cm breite elastische Binde.
Technik	Überziehen des Schlauches und zirkuläres Polstern mit Vlies oder Polsterwatte. Komplettierung der Polsterung mit Kreppapier (**a**). ↓ Zirkuläres Anwickeln der 7,5 cm breiten Binde von distal nach proximal. Umlegen der Schlauchenden und Beenden des Verbandes mit 1-2 10 cm breiten Binden (**b**). Sattes Umwickeln mit einer elastischen Binde.
Besonderes	- *Cave:* Schnürringe. - Der Verband muß distal und proximal einen 0,5-1,0 cm breiten Polsterstreifen freilassen, damit die Verbandkanten nicht drücken können.
Dauer	Abhängig vom Verletzungstyp.

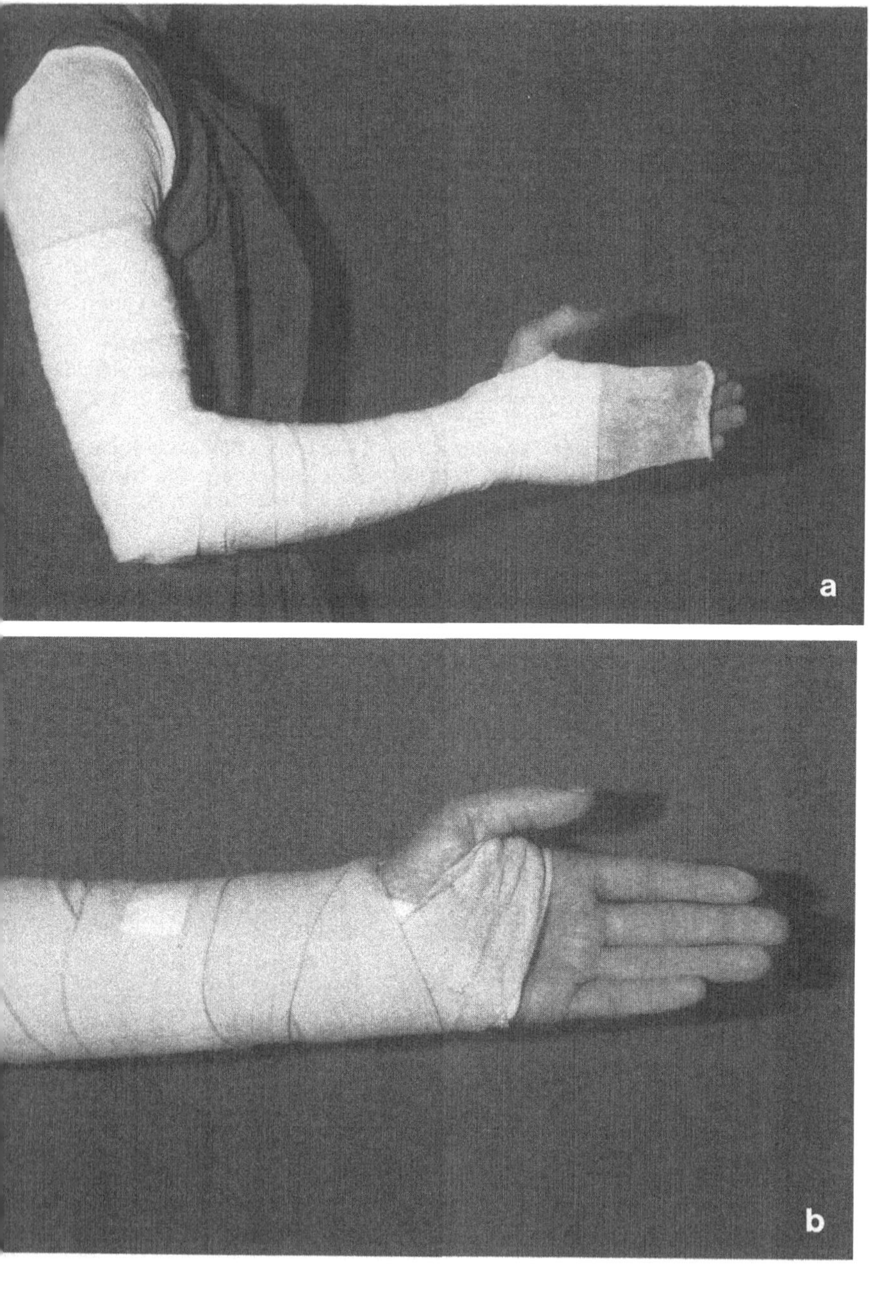

a

b

2.6.2 Zirkulärer Unterarmverband

Indikation	Distale Radiusfraktur.
Material	Trikot- oder Mullschlauch, schmales Polstervlies oder Polsterwatte, evtl. 6 cm breites Kreppapier; 1-2 Kunststoffbinden, 7,5 cm breit; 1 schmale, gewaschene elastische Binde.
Technik	Überziehen des Schlauches und zirkuläres Polstern mit Vlies oder Polsterwatte. Fixation mit Kreppapier. ↓ Anwickeln der ersten Kunststoffbinde von distal nach proximal. Umlegen der Schlauchenden und Komplettierung des Verbandes mit der zweiten Binde (**a**). ↓ Sattes Umwickeln mit einer elastischen Binde (**b**).
Besonderes	- Die distale Hohlhandfalte bleibt frei. - Die Daumenbeweglichkeit ist unbehindert. - Der Verband läßt distal und proximal wenige Millimeter des Polsters frei, damit die Verbandkanten nicht drücken können. - *Cave:* Druckstellen und Schnürfurchen im Bereich der Daumenbasis.
Dauer	3-4 Wochen.

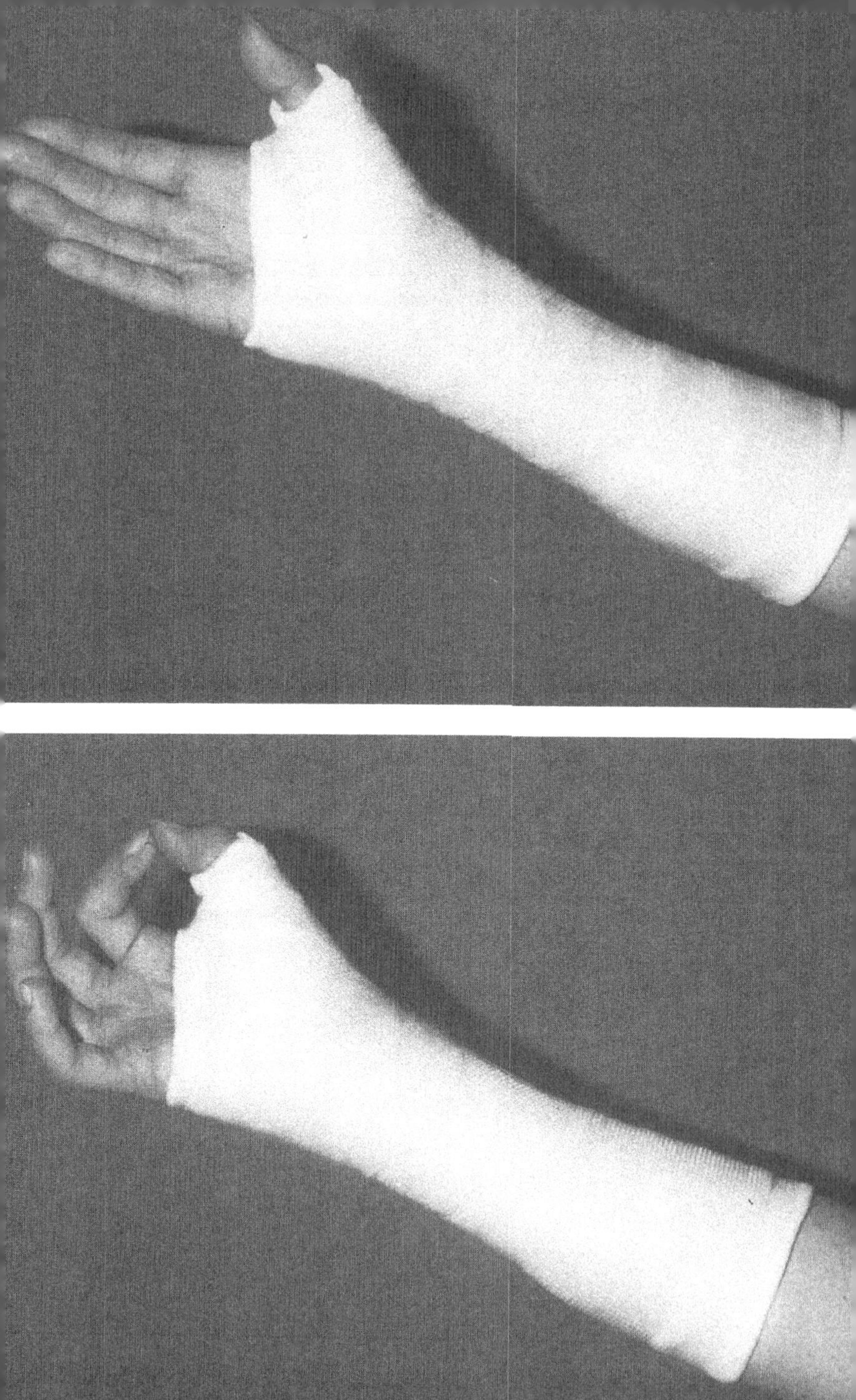

2.6.3 Naviculareverband

Indikation	Navicularefrakturen.
Material	Trikot- oder Mullschlauch, Polsterwatte oder schmales Polstervlies, evtl. schmales Kreppapier; 1 Kunststoffbinde, 5,0 cm breit, für die Fixation des Daumens; 1-2 Kunststoffbinden, 7,5 cm breit, für Handgelenk und Unterarm; 1 schmale, gewaschene elastische Binde.
Technik	Über den Unterarm und separat über den Daumen wird ein Trikot- oder Mullschlauch gezogen. ↓ Zirkuläre Polsterung von Daumen, Handgelenk und Unterarm mit schmalem Vlies oder Polsterwatte. Straffes Anwickeln von Kreppapier. ↓ Fixation mit 2 Kunststoffbinden entsprechend dem konventionellen Naviculargips (s. 2.5.13). Der noch weiche Verband wird sofort in der Hohlhand sorgfältig anmodelliert. ↓ Umwickeln mit einer elastischen Binde.
Besonderes	- Das DIP-Gelenk des Daumens muß frei beweglich sein (**a, b**). - Der Verband reicht nur bis zur distalen Hohlhandfalte, der Faustschluß muß unbehindert möglich sein. - Distal und proximal läßt der Verband einige Millimeter des Polsters frei, damit die Verbandkanten nicht drücken können. - Die Daumenpartie kann auch mit einer nicht aktivierten Kunststoffbinde umwickelt werden, die erst anschließend mit einer nassen elastischen Binde aktiviert wird.
Dauer	Wie beim Naviculargips (s. 2.5.13).

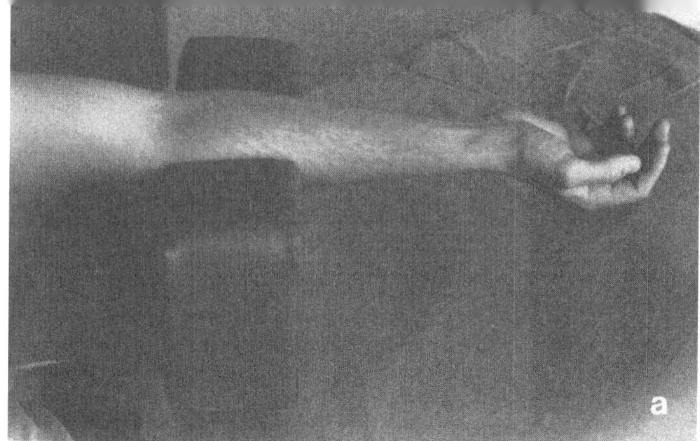
a

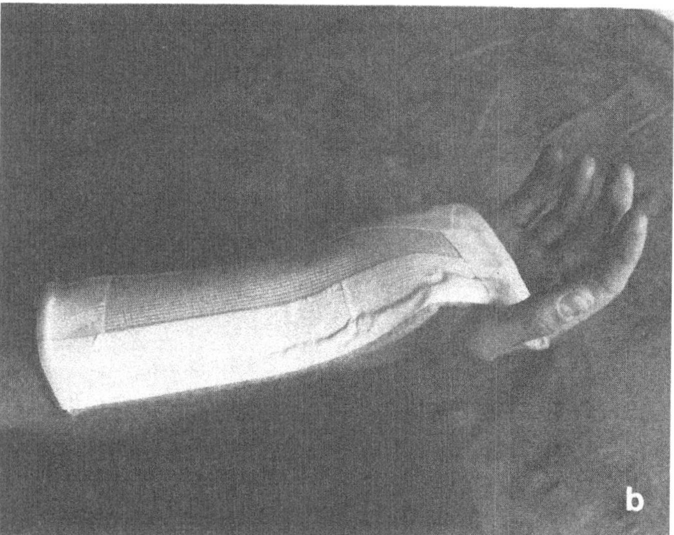
b

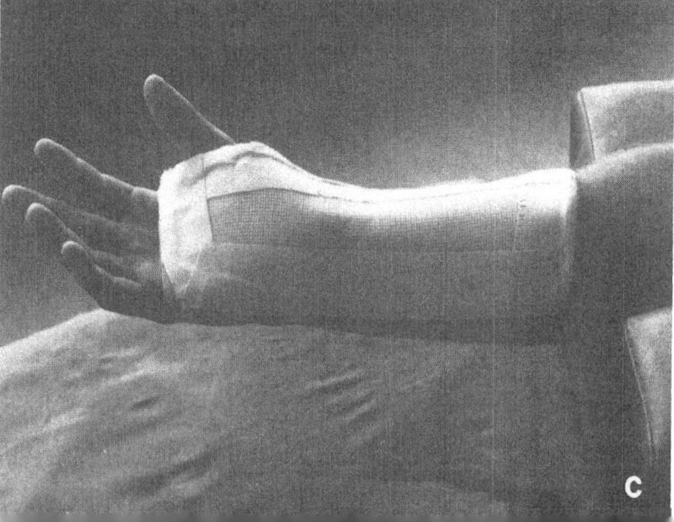
c

2.6.4 Abnehmbare volare Unterarmschiene

Indikation	- Distorsionen, - Weichteilverletzung, - stabile distale Radiusfraktur, bei welcher eine Reposition nicht notwendig ist.
Material	Polsterfilz; 1 Kunststoffbinde, 10 cm breit; 2 elastische Binden, 4-6 cm breit. Pflaster.
Technik	Anpassen eines Filzstreifens auf der Volarseite des Unterarms und der Hand, wobei die Daumenpartie eingeschnitten wird. Auslegen der Kunststoffbinde in 5 Lagen und Zurechtschneiden entsprechend dem Filzstreifen. Die Polsterung muß dabei die Schiene allseits um 1-2 cm überragen. ↓ Die im Wasser aktivierte Schiene (nicht ausdrücken, Wasser lediglich abtropfen lassen) wird auf den Filzstreifen gelegt. Umschlagen der Polsterränder und Fixation der Schiene mit einer schmalen elastischen Binde bis zur Aushärtung. Stellung des Armes: Ellbogen unterstützt, Unterarm in Supination, Hand in leichter Dorsalflexion (**a**). ↓ Nach vollständiger Aushärtung wird die nasse gebrauchte Binde durch eine frische ersetzt.
Besonderes	- *Cave:* Druckstellen im Bereich des Processus styloideus ulnae und radii. - Die distale Hohlhandfalte bleibt frei. - Die Polsterränder können zusätzlich mit Pflasterstreifen fixiert werden (**b, c**).
Dauer	- Distorsionen: 10-12 Tage, - Weichteilverletzungen: Bis zur Wundheilung. - Radiusfrakturen: 3-4 Wochen.

3 Becken und untere Extremität

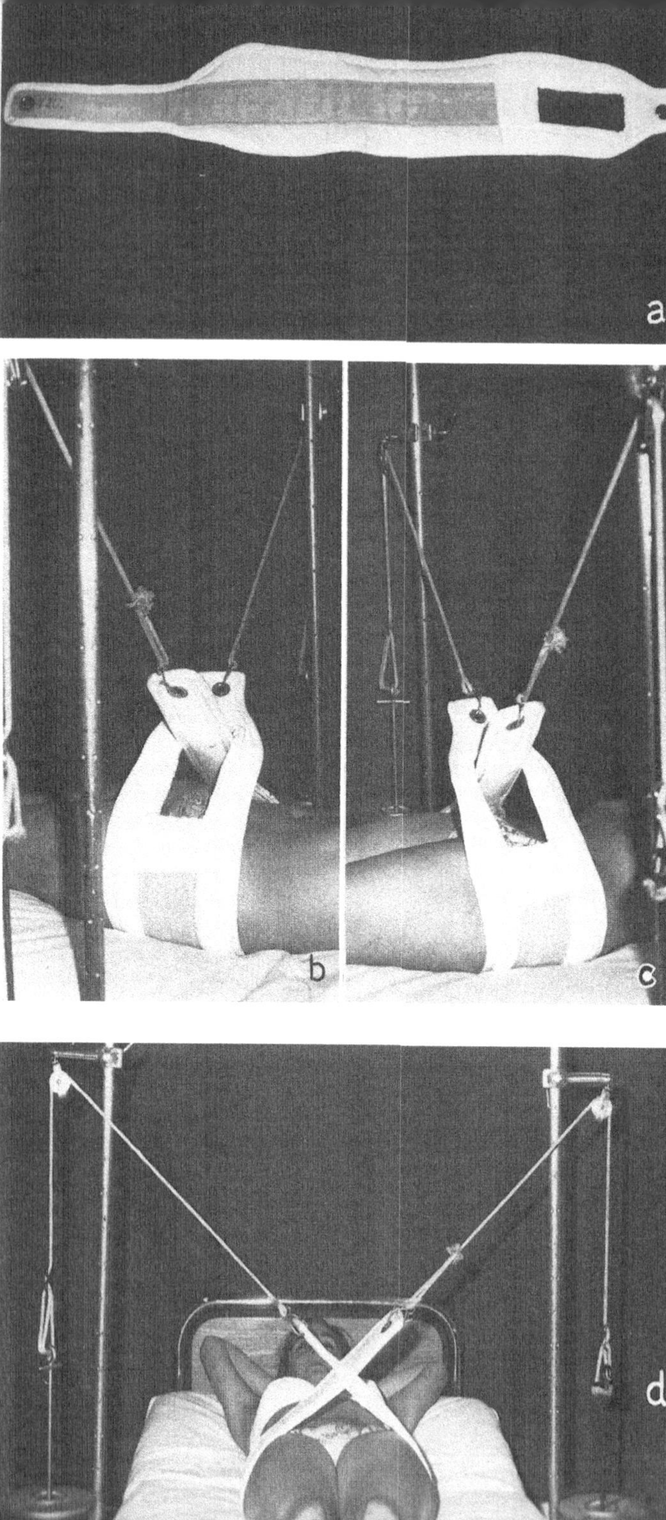
a
b
c
d

3.1.1 Kreuzzug - Beckenschlingenextension

Indikation	- Symphysensprengung, - klaffende Beckenfraktur, die nicht operativ behandelt wird.
Material	Ein langer, ca. 30 cm breiter Gurt mit Schlitz (**a**), 2 Gegengewichte von 8-10 kg, Extensionsmaterial.
Technik	Lage der Gurte: - bei Symphysensprengung über dem Trochanter, - bei Beckenfraktur an der Beckenschaufel. Ein ca. 30 cm breiter Gurt wird unter dem Gesäß durchgezogen und über dem Abdomen gekreuzt. Befestigen des Gurtes an beweglichen Gegengewichten (8-10 kg auf jeder Seite) (**b**-**d**).
Besonderes	Der Patient muß sich wohl fühlen (weder zuviel noch zuwenig Gewicht).
Dauer	4-6 Wochen, bis zum Erreichen von Schmerzfreiheit.

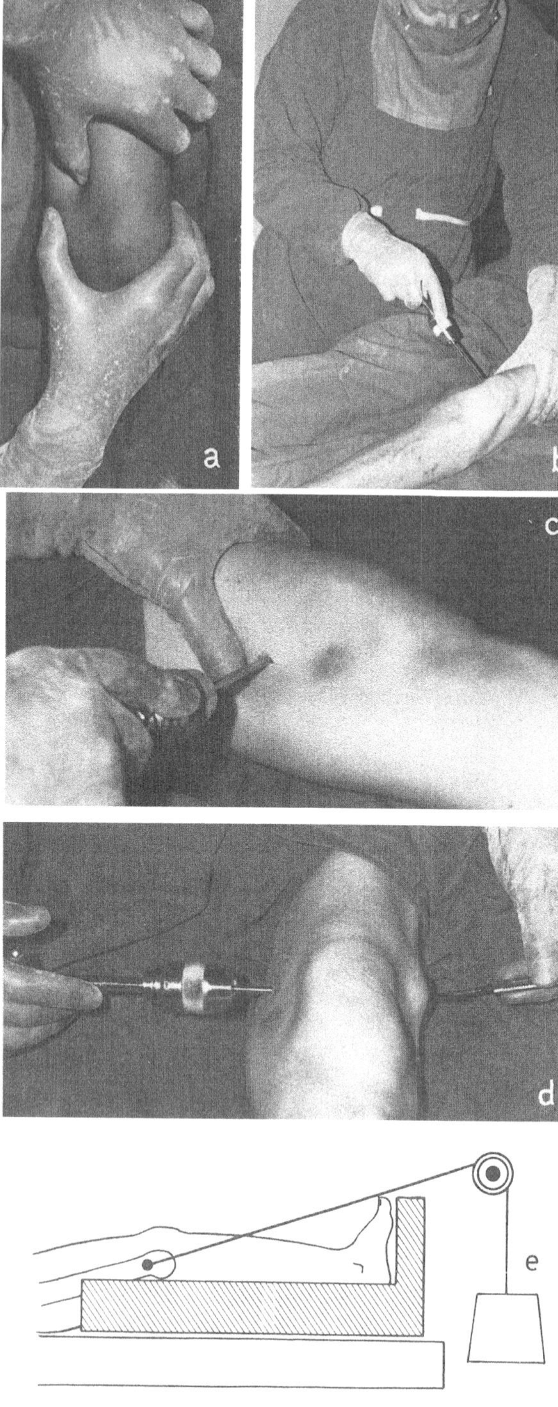
a
b
c
d
e

3.1.2 Suprakondyläre Steinmann-Nagelextension

Indikation	Im Anschluß an die Reposition eines dislozierten Bekkenringbruchs.
Material	Voraussetzungen wie für Operation: Kurznarkose, evtl. Lokalanästhesie. Desinfektionsmittel, sterile Tücher, Operateur steril angezogen. 1 Skalpell; Steinmann-Nägel, 4-5 mm Durchmesser mit Handgriff; steriles Kreppapier, sterile Kompressen und Gipsplätzchen; 1 elastische Binde, 6-8 cm breit; Extensionsmaterial.
Technik	Desinfektion, steriles Abdecken der Knieregion und Lokalisation der Einstichstelle: Mit der einen Hand werden die Femurkondylen, mit der anderen der Übergang Metaphyse/Diaphyse markiert. Zwischen diesen Fixpunkten Stichinzision von medial her auf Höhe des Femurs (**a**, **b**). ↓ Mit dem Steinmann-Nagel im Handgriff wird von medial her die vordere und hintere Femurzirkumferenz vorsichtig dem Knochen entland abgetastet. Dazwischen wird der Steinmann-Nagel durch beide Kortikales parallel zur Kniekondylenachse und rechtwinklig zur Femurschaftachse eingebracht. Stichinzision auf der Gegenseite (**c**, **d**). ↓ Abdecken der Einstichstellen mit sterilen Kompressen und Gipsplätzchen. Lockeres Anwickeln mit sterilem Kreppapier und einer elastischen Binde. ↓ Montage der Extension und Belasten mit 5-10 kg (maximal 10% des Körpergewichts). Lagerung horizontal in einer Schaumstoffschiene (**e**). Es emfiehlt sich, das Kopfende etwas tiefer zu stellen. *Merke:* Keine starre Verbindung zwischen Seil und Steinmann-Nagel. Letzterer darf sich nicht im Knochen drehen.
Besonderes	Bei Symphysensprengung zusätzlich Kreuzzug (s. 3.1.1). *Cave:* Druckstellen.
Dauer	4 Wochen, dann noch 2 Wochen Bettruhe.

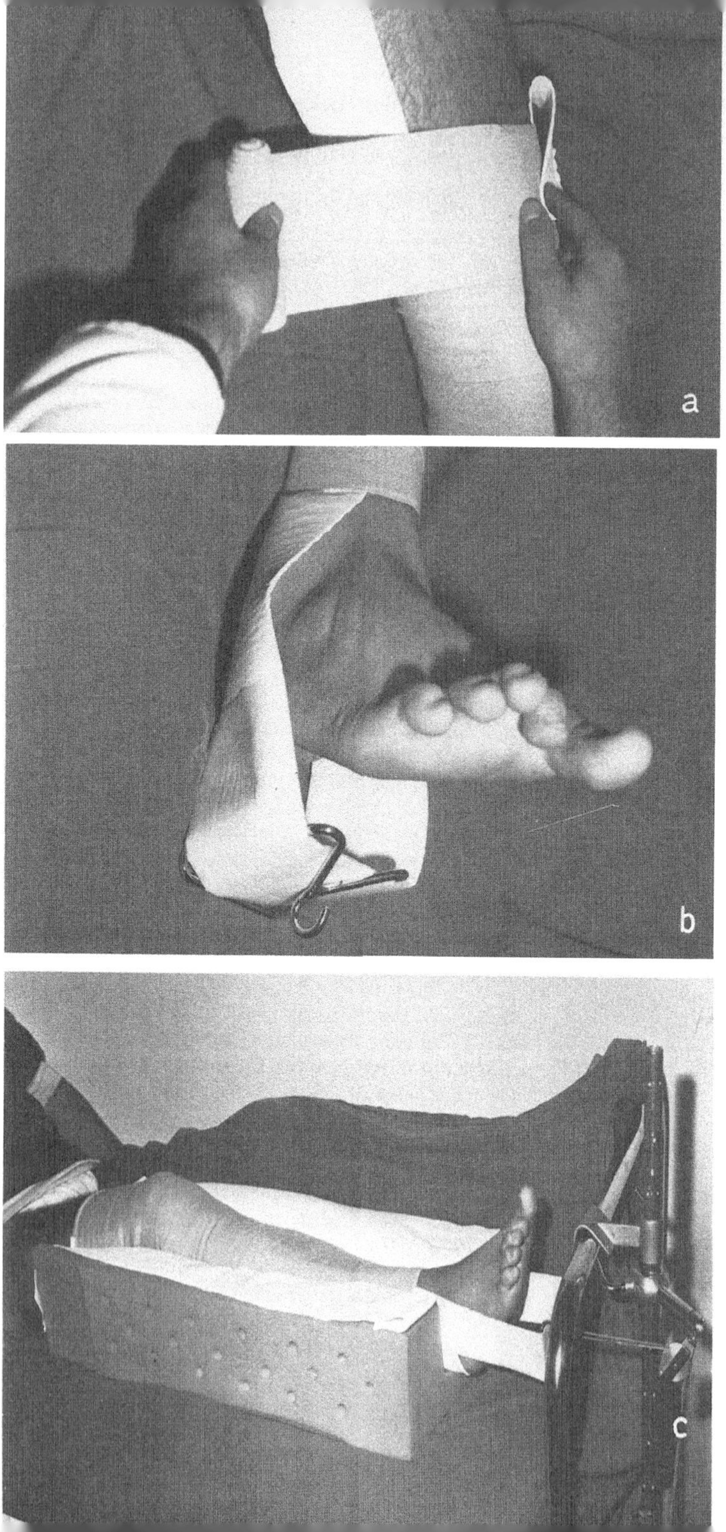

a

b

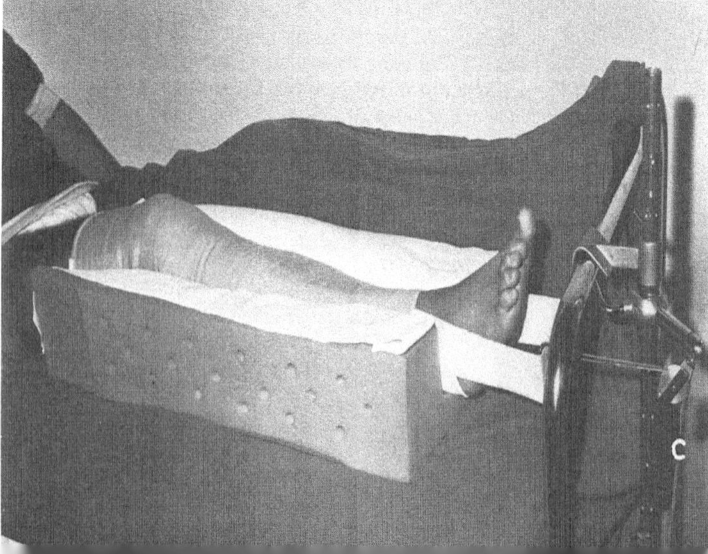

3.2 Fixationen bei Verletzungen des Hüftgelenks

Frakturen im Hüftbereich inklusive Pfannenbrüche werden bei uns im Prinzip operativ behandelt (Gelenkbrüche).

Ausnahmen:
- In Valgusstellung verkeilte Schenkelhalsfraktur,
- nicht dislozierte Acetabulumfraktur.

3.2.1 Heftpflaster - oder Ventofoam-Extension

Indikation	- Hüftgelenkluxation, - nach Girdlestone-Operation. *Ausnahme:* Bei Luxationsfraktur Osteosynthese.
Material	Ventofoam- (nichtklebende Gummibinde) oder Heftpflasterstreifen; 2 elastische Binden, 8-10 cm breit; Haken oder Brettchen mit einem Loch; Gewicht von 10 kg; Extensionsmaterial.
Technik	*Merke:* Die Reposition gelingt leichter bei 90°-Flexion des Hüftgelenks und bei flektiertem Kniegelenk. Nach der Reposition Vergleichsröntgenaufnahme mit der gesunden Seite: Gelenkspalt und Kopfdurchmesser müssen symmetrisch sein. Ein Ventofoam- oder Heftpflasterstreifen wird U-förmig auf die äußere und innere Seite des Beines bis gegen das proximale Drittel des Oberschenkels gelegt und mit einer elastischen Binde bis über das Kniegelenk angewickelt. ↓ Die proximalen Enden werden umgeschlagen und nochmals mit einer elastischen Binde fixiert, womit ein besserer Halt erreicht wird (**a**). ↓ Zwischen der Fußsohle und dem Ventofoam- bzw. Heftpflasterstreifen muß ein Mindestabstand von 5 cm sein, damit ein fußbreiter Haken oder ein Holzbrettchen montiert werden kann (**b**). ↓ Lagerung des Beines in einer Schaumstoffrinne und Extension mit 10 kg (**c**).
Besonderes	- Es empfiehlt sich, das Kopfende tiefer zu stellen, wodurch ein Gegenzug durch den Körper vom Becken an aufwärts entsteht. - Kontrolle von Sensibilität, Zirkulation und Motorik.
Dauer	Einige Tage, dann geführte Bewegungsübungen und Mobilisation ab dem 8. Tag.

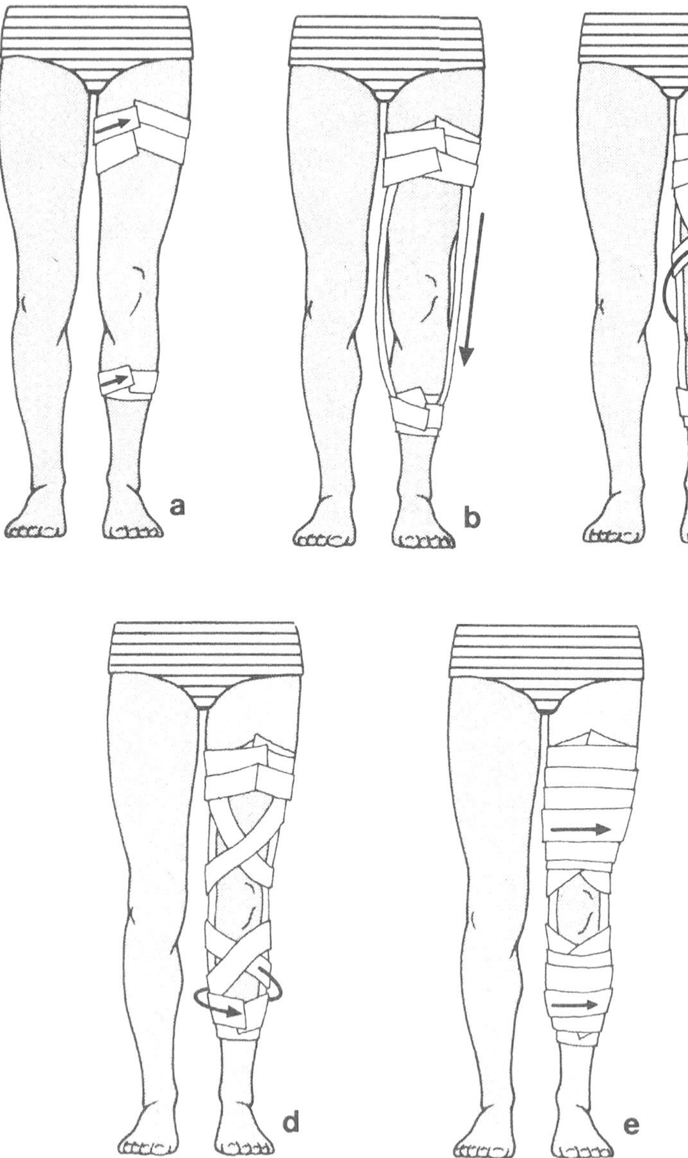
a
b
c
d
e

3.3.1 Funktioneller Verband des Kniegelenks

Indikation	Wenn eine Stützung und Entlastung der Seitenbänder erforderlich ist, z. B. nach Distorsionen oder Operationen.
Material	Sprühkleber; 1-2 elastische Pflasterbinden, 8 cm breit; 1 Rolle Tape, 3,75 cm breit.
Technik	Der Verband wird am entspannt stehenden Patienten angelegt. Das Knie ist leicht flektiert. Zur besseren Haftung der Pflasterbinden und zum Schutz der Haut können Oberschenkel, Knieregion und Unterschenkel mit einem Sprühkleber eingesprayt werden. Am proximalen Drittel des Oberschenkels und am mittleren Drittel des Unterschenkels werden je zwei Ankerstreifen aufgeklebt (**a**). ↓ Anlegen von 2 elastichen Pfasterzügeln medial und lateral des Kniegelenks und Fixation auf den Ankerstreifen mit je zwei Leukotapetouren (**b**). ↓ Schraubenförmiges Aufkleben von 2 elastischen Pflasterzügeln (ventral am Oberschenkel beginnend) (**c**), welche durch 2 weitere ergänzt werden (dorsal am Oberschenkel beginnend). Fixation distal und proximal mit je 2 Tapetouren (**d**). ↓ Mit einigen zirkulären Verschalungstouren aus elastischen Pflasterbinden wird der Verband distal und proximal des Kniegelenks abgeschlossen (**e**).
Besonderes	- Wechsel des Verbandes nach 5 Tagen, spätestens aber nach 1 Woche. - *Cave:* Stauung.
Dauer	Bis die Beschwerden abgeklungen sind.

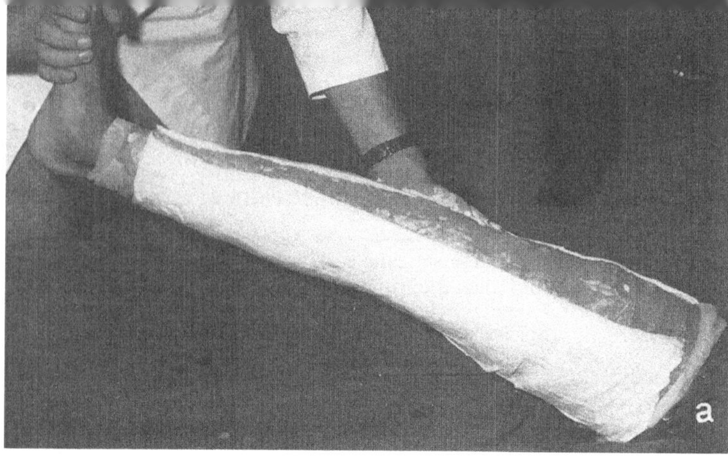
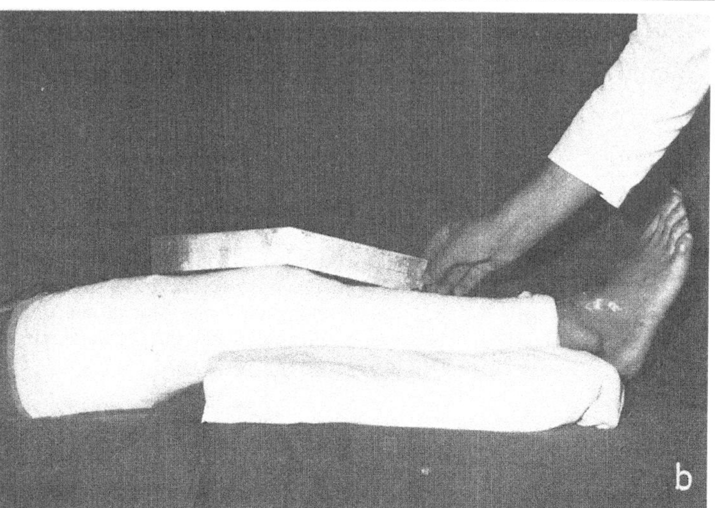
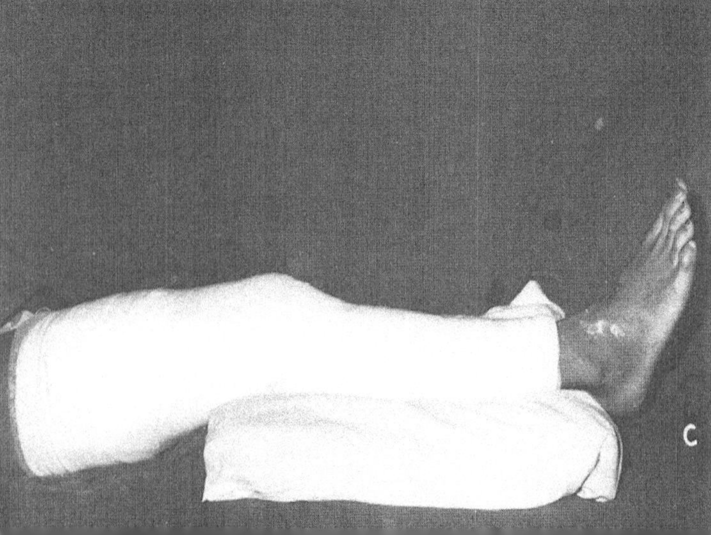

3.3.2 Oberschenkelgipsschiene

Indikation	- Primär als Abschwellgips bei Verletzungen der Kniebänder, welche nicht operiert werden müssen. - Unmittelbar postoperativ bei operierten Kniebändern, Eingriffen an der Quadrizepssehne und instabilen Osteosynthesen. - Nach Bursektomien und Weichteilverletzungen.
Material	Synthetische Watte oder Polstervlies, 10 cm breites Kreppapier; 2 15 cm breite, 10fache Gipslonguetten; 2 elastische Binden, 15 cm breit.
Technik	Das Bein wird mit Ausnahme des Fußes und des oberen Sprunggelenks mit synthetischer Watte oder Vlies zirkulär gepolstert. Anwickeln mit Kreppapier. ↓ Medial und lateral wird von supramalleolär bis zum proximalen Oberschenkel je eine Gipslonguette angelegt und mit Papier sowie elastischen Binden fixiert (**a**, **c**). Kniestellung: 15° Flexion (**b**), bei operierten Kreuz- und Seitenbänder abhängig von der gewählten Operationstechnik.
Besonderes	- Im Handel sind vorfabrizierte Schienen erhältlich, welche den gleichen Zweck erfüllen (z. B. Mecron). - Kontrolle der Sensibilität, Zirkulation und Motorik.
Dauer	- 5 Tage, dann Oberschenkelgipshülse (s. 3.3.3). - 7 Tage, dann geführte Bewegungsübungen zwischen 20 und 60° Flexion bis zur Wundheilung. Die weitere Nachbehandlung bei Verletzungen der Kniebänder richtet sich nach der gewählten Operationstechnik. Bei Naht der Quadrizepssehne und bei instabilen Osteosynthesen nach Wundheilung Oberschenkelgipshülse für 6-8 Wochen (s. 3.3.3). - 10-14 Tage.

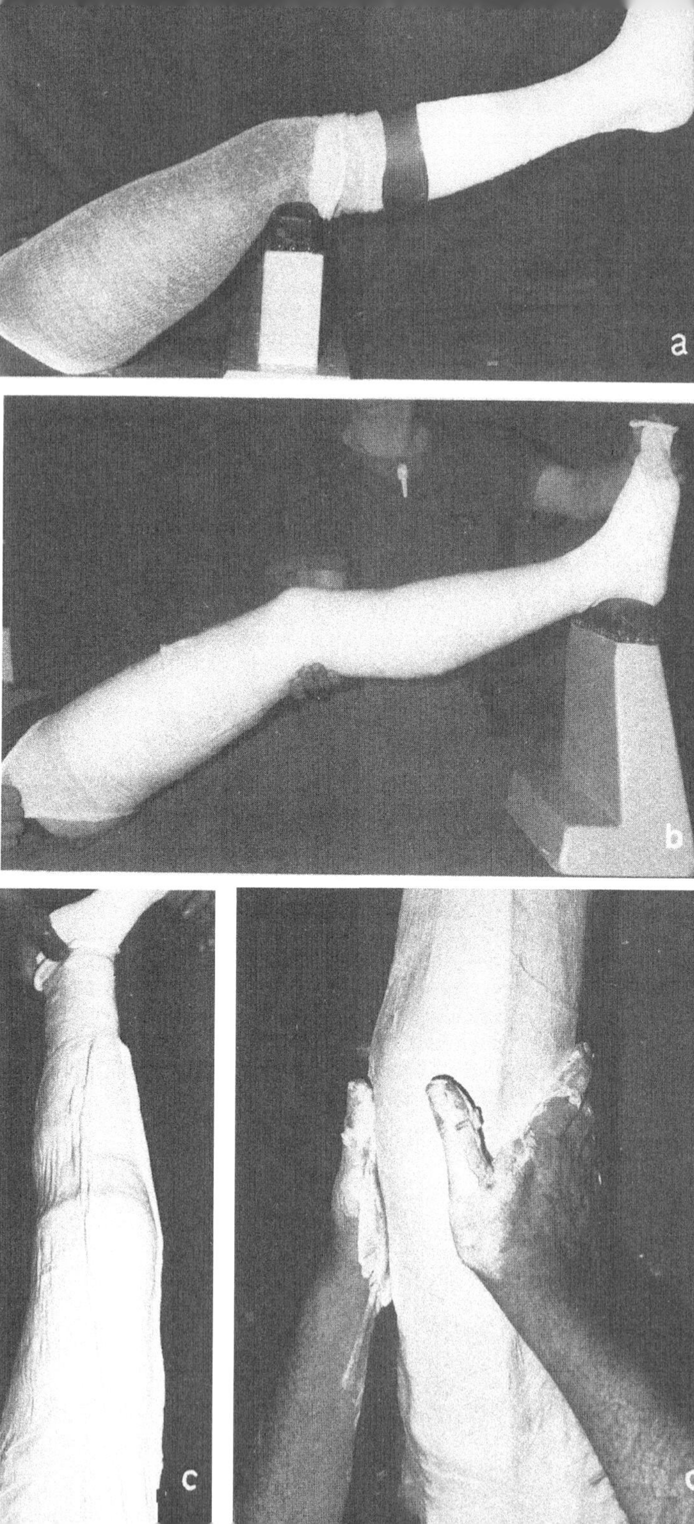
a
b
c
d

3.3.3 Oberschenkelgipshülse

Indikation	• *Primär:* Kniebänderverletzung bei älteren Patienten ohne nennenswerte Schwellung, sonst zur Abschwellung zuerst Oberschenkelgipsschiene (s. 3.3.2) für 5 Tage. • *Sekundär:* Nach Abschwellung oder nach funktioneller Zwischenbehandlung - bei operierten Kniebändern und Naht der Quadrizepssehne; - bei Patellafrakturen mit intaktem Streckapparat, - nach Patellaosteosynthesen, wenn die Stabilität nicht sicher gewährleistet ist, - bei nicht oder kaum dislozierten Tibiafrakturen, insbesondere bei älteren Patienten.
Material	1 Zinkleimbinde (fakultativ), Mullschlauch, Postervlies, 8 cm breites Kreppapier; 5-6 Gipsbinden, 15 cm breit; 2 15 cm breite, 5fache Gipslonguetten. Das gleiche Behandlungsziel kann auch mit einer vorfabrizierten Schiene erreicht werden.
Technik	Stellung des Kniegelenks: - Kreuzbänder: abhängig von der gewählten Operationstechnik; - Seitenbänder und Patellafrakturen: 15-20°. Bei älteren oder adipösen Patienten wird von den Zehen bis zum proximalen Drittel des Unterschenkels ein Zinkleimverband faltenlos angelegt, um Ödeme und venöse Stauungen zu vermeiden (**a**). ↓ Über das Bein wird vom Fuß bis zur Inguinalgegend ein Mullschlauch gezogen (**a**). Zirkuläre faltenlose Polsterung mit Vlies und straffes Anwickeln mit Kreppapier (**b**). ↓ 3-4 Gipsbinden werden von distal nach proximal gewikkelt. Verstärkung der Kniegegend medial und lateral mit einer Gipslonguette (**c**). ↓ Exaktes Anmodellieren der Gipshülse überhalb des Kniegelenks, um ein Herunterrutschen des Gipses zu vermeiden (**d**). ↓

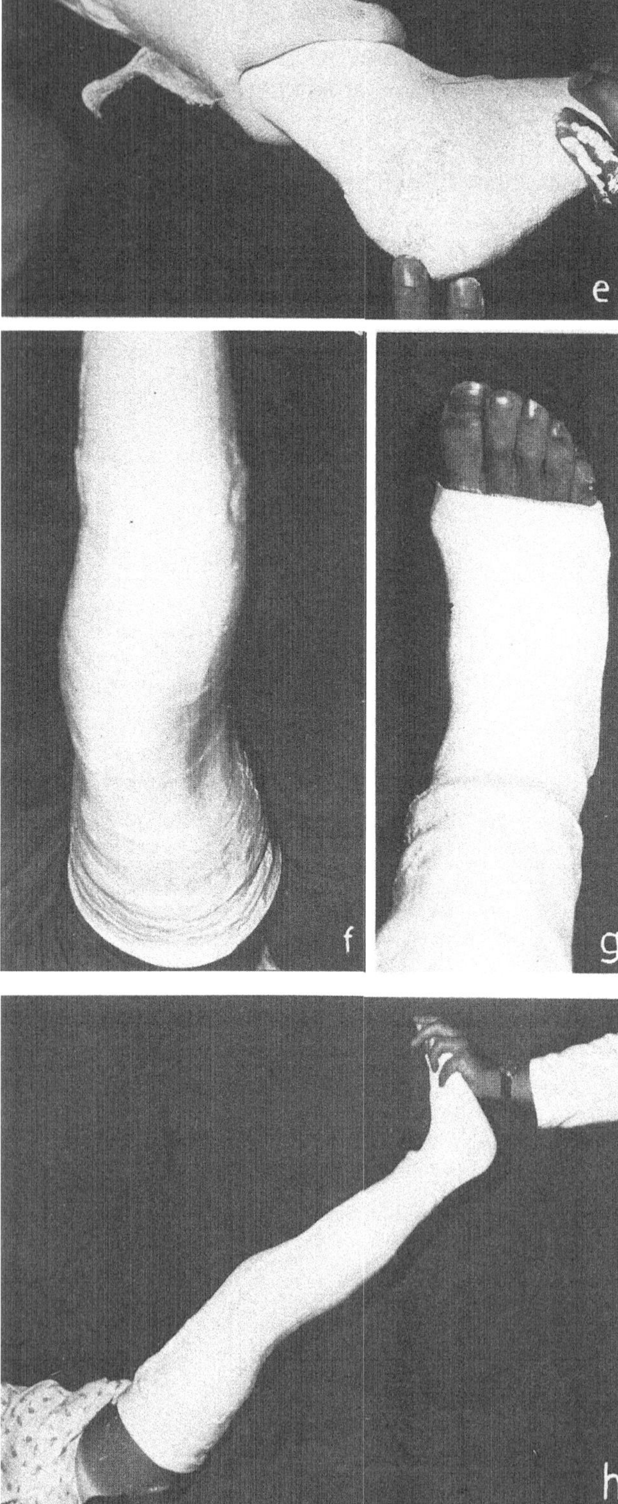
e
f
g
h

3.3.3 Oberschenkelgipshülse (Fortsetzung)

	↓ Über der Achillessehne und der Sehne des Tibialis anterior wird ein kurzer Längsschnitt angebracht, um ein Reiben der Sehnen am Gipsrand zu vermeiden (Faustregel: 3-4 Querfinger oberhalb der Malleolen) (**e**). ↓ Umlegen der Schlauchmullenden und Komplettierung des Gipses mit 2-3 weiteren Gipsbinden (**f, h**). Über den Zinkleimverband wird ein Mullschlauch gezogen, welcher an der Gipshülse mit einer Gipsbinde und im Bereich des Vorfußes mit einem Heftpflasterstreifen fixiert wird (**g**).
Besonders	Da Gipshülsen dort angelegt werden, wo keine tragenden Strukturen verletzt sind, kann das Bein nach Abbinden des Gipses belastet werden. *Ausnahme:* Tibiakopffrakturen.
Dauer	- Bei operierten Kniebandläsionen je nach Operationstechnik, bei Quadrizepssehnennaht 6-8 Wochen. - 4-6 Wochen. - 6-8 Wochen ab Operation. - 6-8 Wochen.

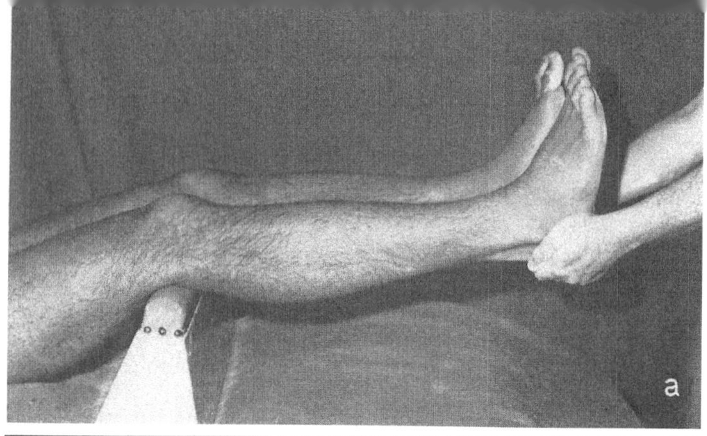
a

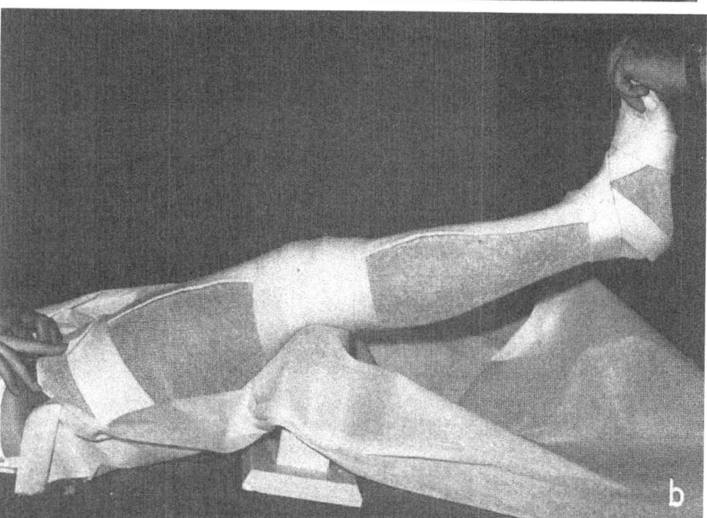
b

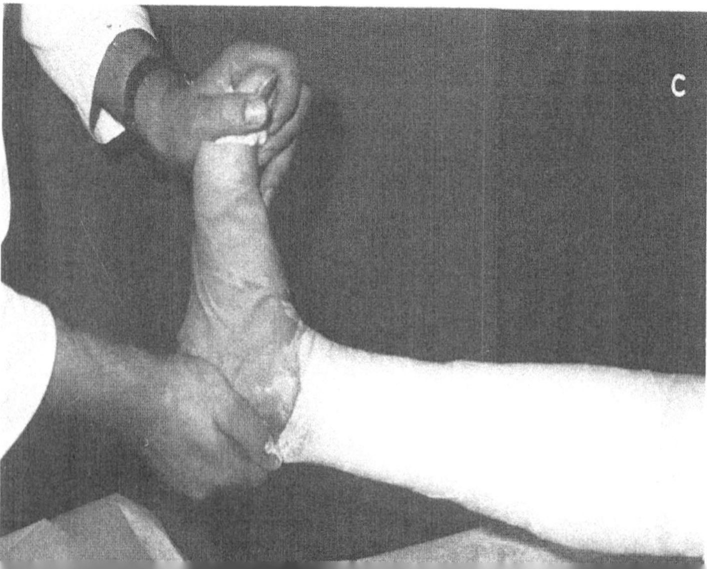
c

3.4.1 Oberschenkelliegegips (3-Etappen-Gips)

Indikation	• *Primär:* Unterschenkelfraktur, bei welcher eine Osteosynthese nicht möglich oder nicht nötig ist. Transportgips. • *Sekundär:* Nach Extensionen.
Material	Mullschlauch; Polstervlies; 8 cm breites Kreppapier; 6-7 12 cm breite Gipsbinden; 3 15 cm breite, 5fache Gipslonguetten; 2 elastische Binden, 8-10 cm breite (bei zu spaltendem Gips).
Technik	*Merke:* - Stellung des Kniegelenks: 10-20° Flexion. - Stellung des Fußes: Rechtwinkelstellung im OSG. Lagerung der Beine auf einem breiten, etwas gepolsterten Holzblock. Vergleich der Rotation mit dem gesunden Bein (**a**). ↓ Über das Bein wird vom Fuß bis zur Inguinalgegend ein Mullschlauch gezogen. Zirkuläre oder minimale Polsterung mit Vlies (**b**). *Merke:* Die Polsterung des Fibulaköpfchens ist wichtig, da sonst Läsionen des N. peronaeus entstehen können. Sattes Anwickeln mit Kreppapier. ↓
Erste Etappe ⇒	Der Unterschenkel wird mit 2-3 Gipsbinden zirkulär fixiert zur Stabilisierung der Fraktur. Kontrolle unter dem Bildverstärker (**c**). ↓

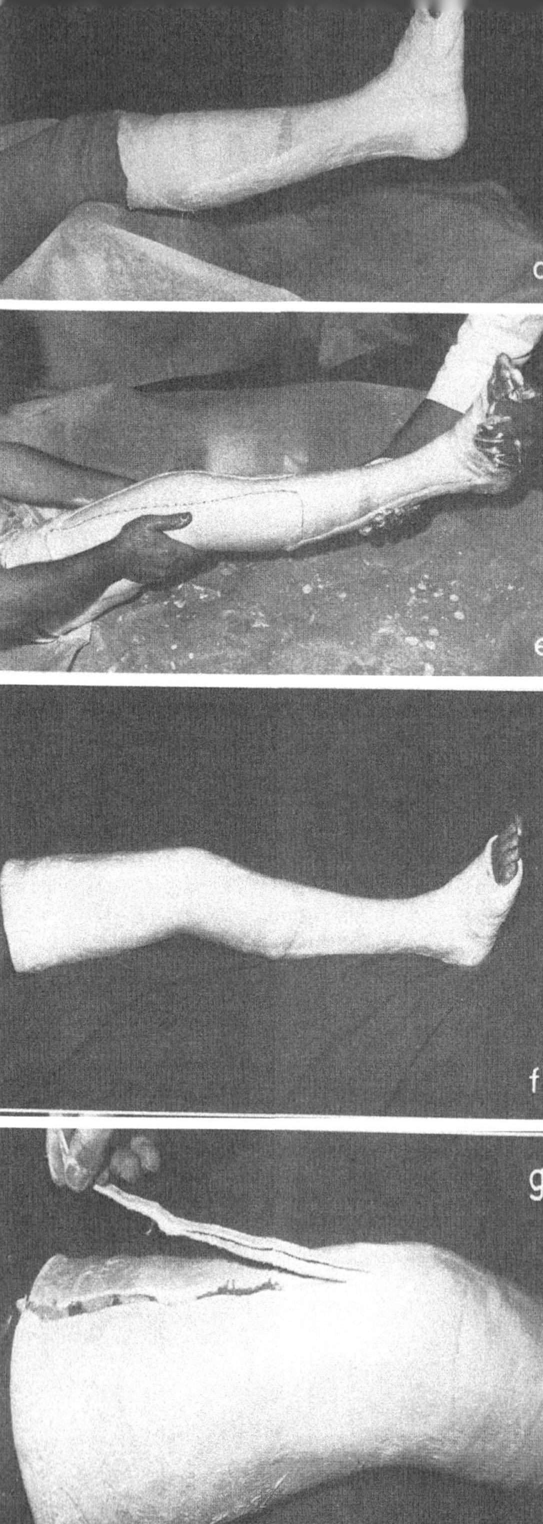
d
e
f
g

3.4.1 Oberschenkelliegegips (3-Etappen-Gips) (Fortsetzung)

	↓
Zweite Etappe	Fixation des Fußes und des OSG plantigrad mit 1-2 Gipsbinden. Zur Verstärkung wird dorsal vom proximalen Drittel des Unterschenkels bis zu den Zehenballen eine Gipslonguette angelegt. Umlegen des Mullschlauches bei den Zehen und Fixation mit einer Gipsbinde (**d**).
	↓
Dritte Etappe	Zirkuläres Anwickeln von 2 weiteren Gipsbinden bis zum proximalen Polsterende. Verstärken des Gipses mit 2 Gipslonguetten medial und lateral am Knie (**e**). Umlegen des Mullschlauches und Komplettierung des Gipses mit 1-2 Gipsbinden (**f**). Anmodellieren des Gipses oberhalb des Kniegelenks (**e**). *Merke:* Bei einer frischen Verletzung muß der primäre Gips unbedingt gespalten werden, wobei eine mindestens 5 mm breite Rille entfernt wird. Danach Abschluß mit 2 elastischen Binden (**g**).
Besonderes	- Die Gipsübergänge von Etappe 1, 2 und 3 müssen über einer zirkulär gepolsterten Stelle liegen und sich genügend überlappen. - Die Zehen bleiben frei. - Zu beachten: Zirkulation, Sensibilität und Zehenbeweglichkeit. - Anfängliche Hochlagerung des Beines ist notwendig. - Zirkuläres Schließen des Gipses nach 4-7 Tagen.
Dauer	4-6 Wochen.

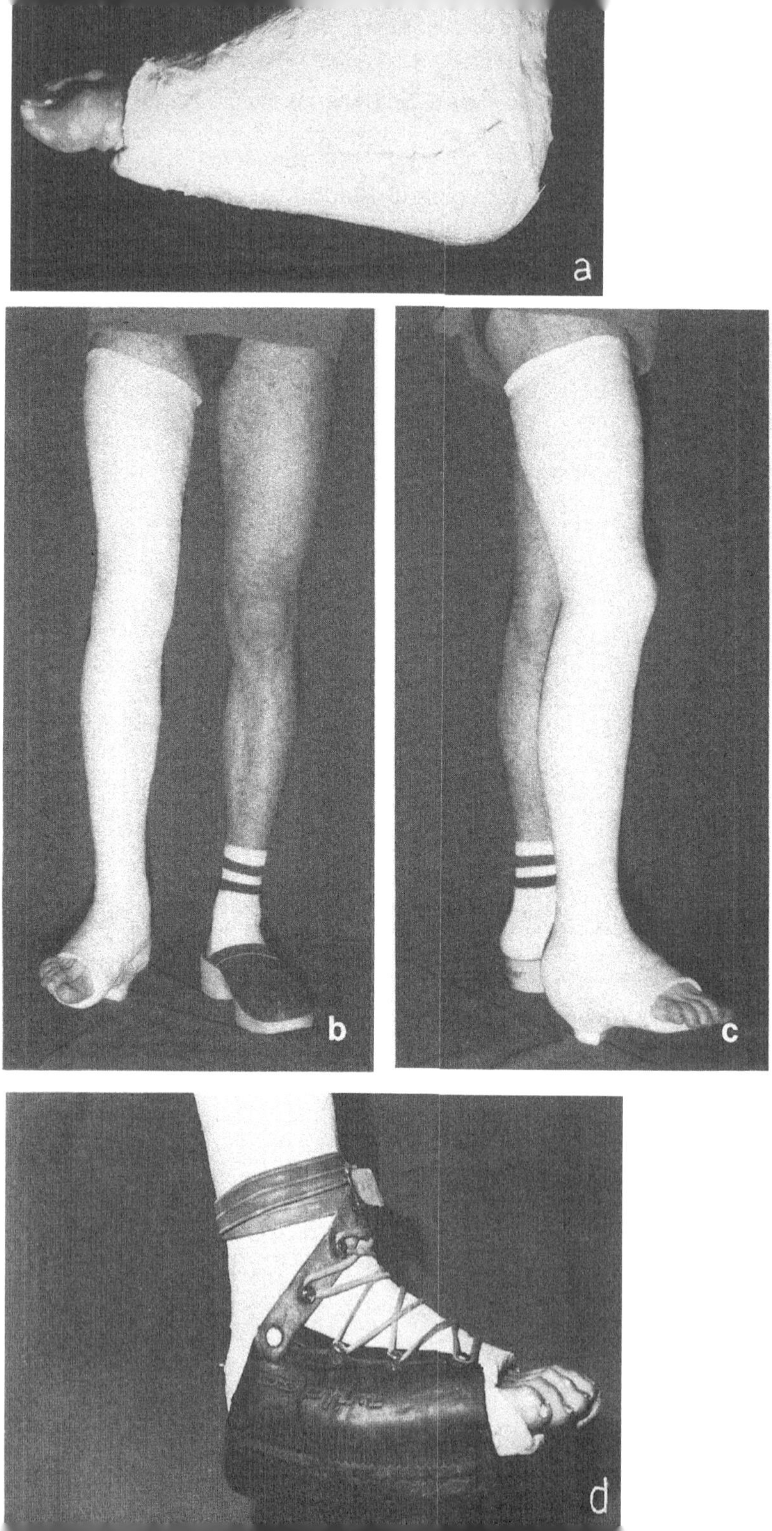

a

b

c

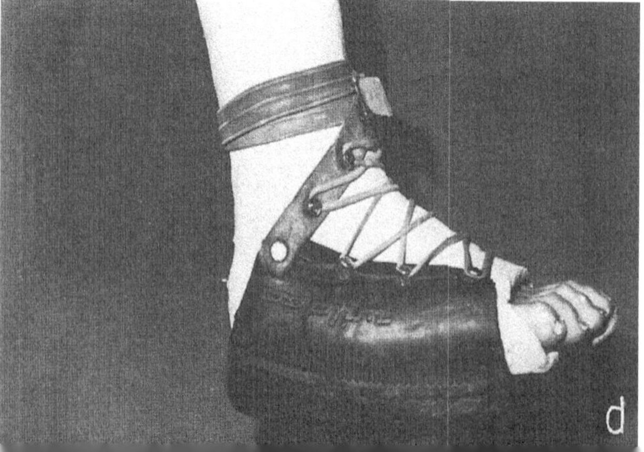

d

3.4.2 Oberschenkelgehgips (2-Etappen-Gips)

Indikation	Frakturen, welche zuvor in einem Oberschenkelliegegips behandelt wurden.
Material	Mullschlauch, Polstervlies, 8 cm breites Kreppapier; 7-8 Gipsbinden, 12 cm breit; 3 15 cm breite, 5fache Gipslonguetten; 1 kurze, 10 cm breite 5fache Gipslonguette und Absatz und 1 Gipsbinde oder Gehreifen bzw. Spezialschuh
Technik	Entspricht dem Oberschenkelliegegips, doch werden die Etappen 1 und 2 zusammengefaßt (s. 3.4.1) Montage des Absatzes: Auffüllen des Fußgewölbes mit einer schmalen Gipslonguette (**a**). ↓ Fixation des Absatzes in der Verlängerung der Unterschenkelachse mit 1 Gipsbinde (**b, c**). Anstelle des Absatzes kann ein abschnallbarer Gummireifen oder ein Spezialschuh verwendet werden (**d**).
Besonderes	- Kleine Achsenfehlstellungen können durch entsprechende Lage des Absatzes (medial, lateral, vorn oder hinten) korrigiert werden. - Kontrolle von Zirkulation, Sensibilität und Motorik.
Dauer	4-6 Wochen.

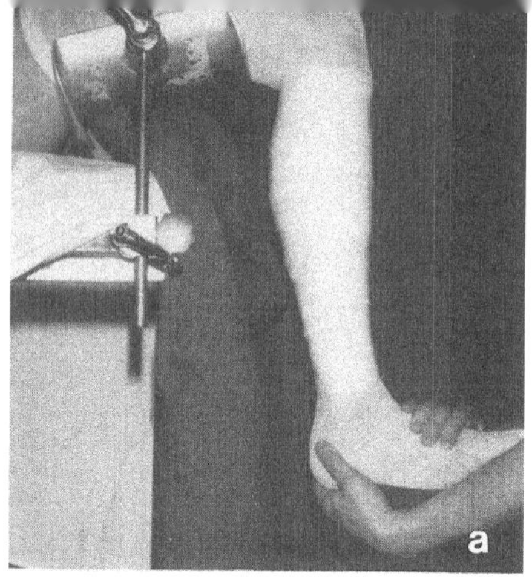
a

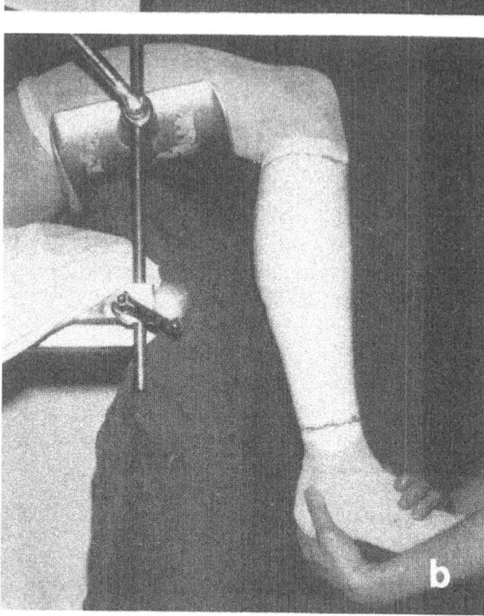
b

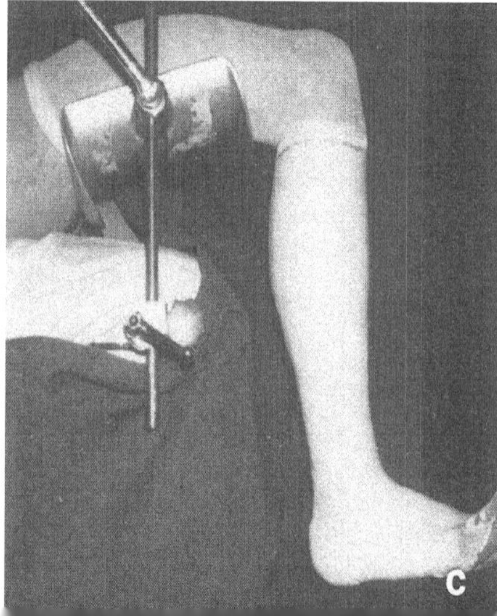
c

3.4.3 Modifizierter primärer Oberschenkelgehgips

Indikation	- Einfach zu reponierende stabile Unterschenkelschaftfrakturen. - Unterschenkelfrakturen, welche nicht operiert werden können.
Material	Mullschlauch, Polstervlies; Kreppapier, 8 cm breit; 3 12 cm breite und 4-5 15 cm breite Gipsbinden; 4 15 cm breite, 5fache Gipslonguetten; Absatz oder andere Abrollhilfen.
Technik	Überziehen des Mullschlauchs. Reposition am hängenden Unterschenkel (evtl. Narkose notwendig) und zirkuläres Polstern mit Vlies und Kreppapier (**a**). ↓ Zirkuläres Anwickeln von 1-2 Gipsbinden. Bis zur Erhärtung wird durch Zug die Reposition gehalten (**b**). ↓ Zirkuläres Polstern und Gipsen des Fußes bei Rechtwinkelstellung im OSG (**c**). ↓

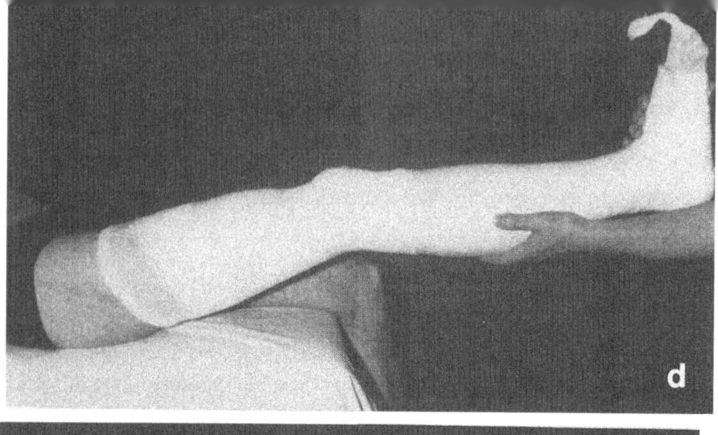
d

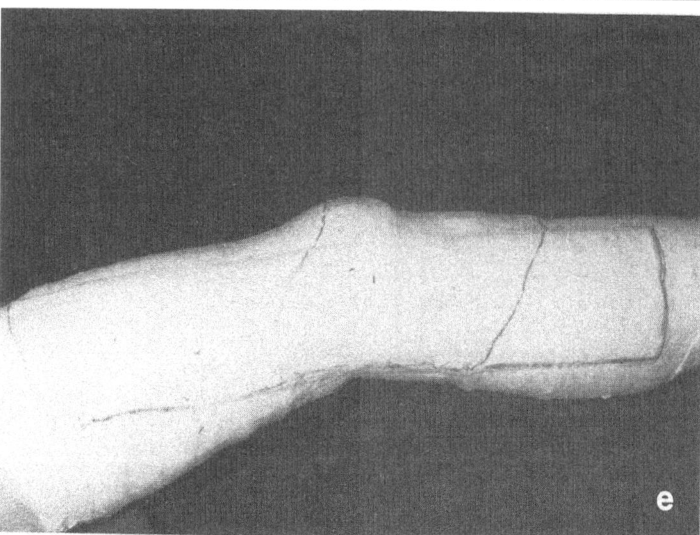
e

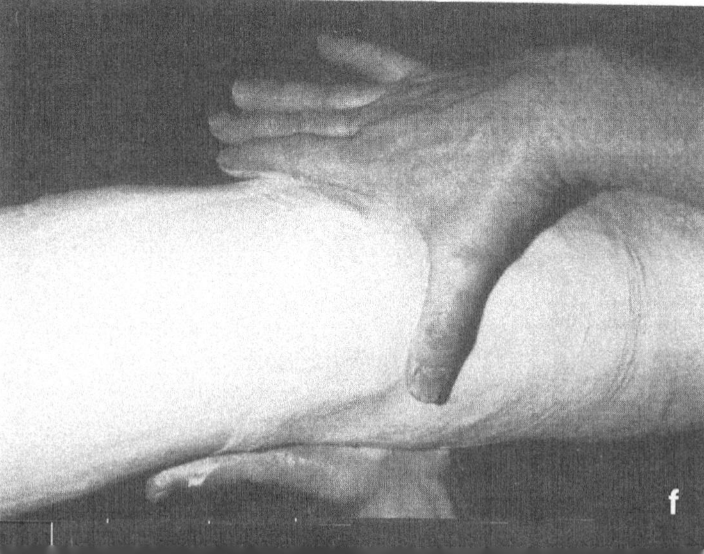
f

3.4.3 Modifizierter primärer Oberschenkelgehgips (Fortsetzung)

↓

Zirkuläre Polsterung des Oberschenkels bei leicht flektiertem Kniegelenk (ca. 5-10°) (**d**).

↓

Fixation der Polsterung mit 2-3 Gipsbinden.

↓

Verstärkung der Kniepartie mit 3 Gipslonguetten (medial, lateral und ventral) (**e**).

↓

Während der Aushärtung sorgfältiges Anmodellieren
- der Seitenfläche der Tuberositas und der Femurkondylen,
- des Lig. patellae (**f**).

In dieser Phase muß mit der flachen Hand von der Wade aus ein Gegendruck ausgeübt werden.

↓

Röntgenkontrolle und Montage des Absatzes (s. 3.4.2). Einfache Fehlstellungen können durch Keilen oder durch exzentrisches Anlegen des Absatzes korrigiert werden (medial, lateral, vorn, hinten).

↓

Nach dem vollständigen Aushärten des Gipses darf der Patient bis zur Schmerzgrenze belasten. Häufiges Hochlagern!

↓

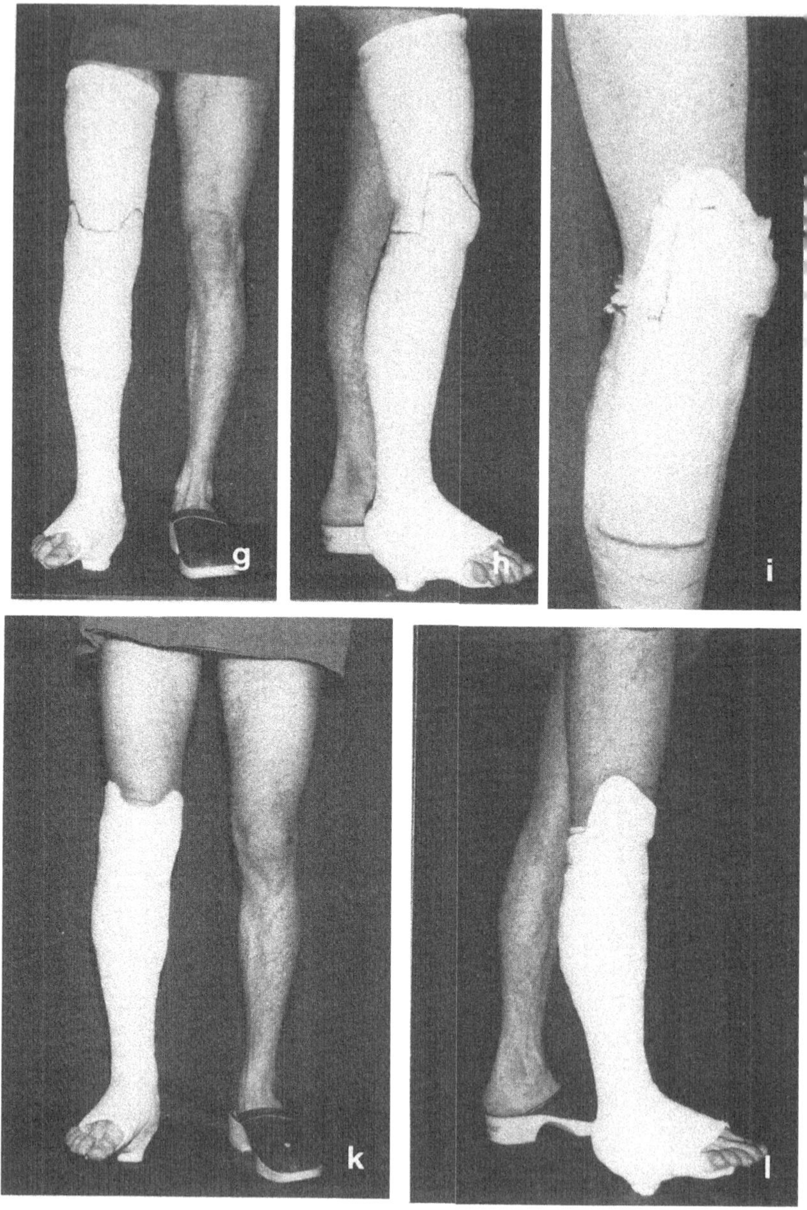

g

h

i

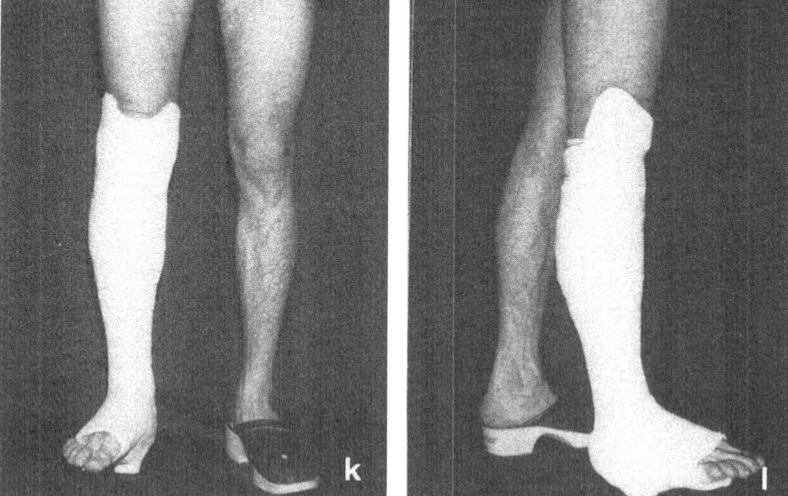

3.4.3 Modifizierter primärer Oberschenkelgehgips (Fortsetzung)

	↓ Nach ca. 2 Wochen und nach nochmaliger Röntgenkontrolle wird der Gips zum Sarmiento-Stiefel gekürzt (s. 3.4.4) (**g**, **h**). Der obere Rand muß genügend gepolstert sein (**i**). ↓ Umlegen der Mullschlauchenden und Fixation mit einigen Gipstouren (**k**, **l**).
Besonderes	Gipswechsel *nur* bei neu auftretenden Schmerzen im Frakturgebiet oder bei Fehlstellungen.
Dauer	8-10 Wochen.

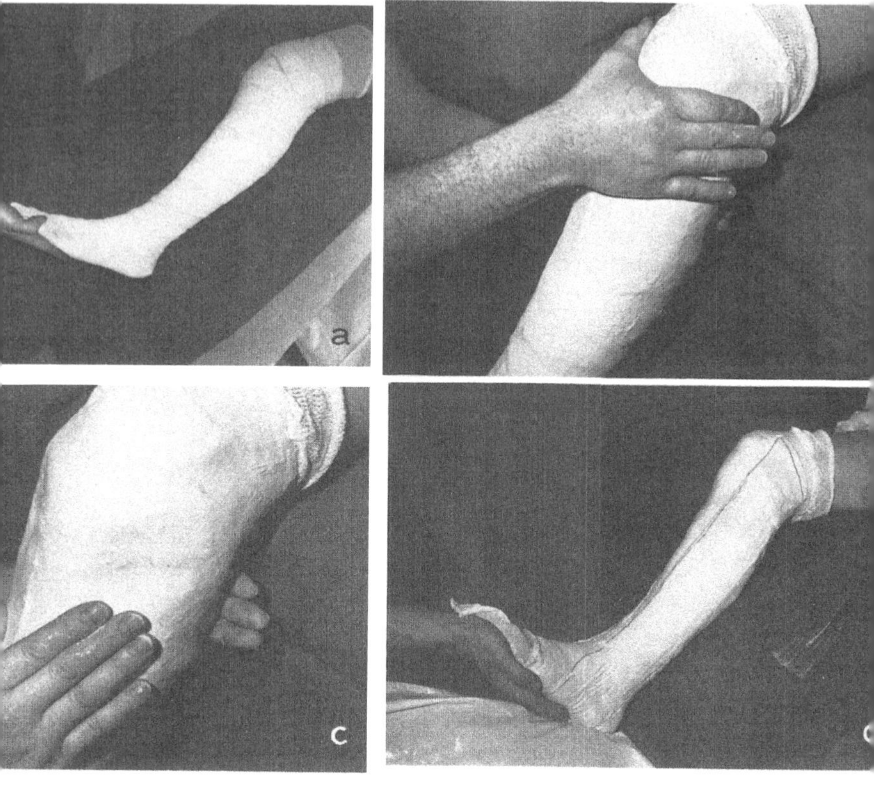
a
c

3.4.4 Gipsstiefel nach Sarmiento

Indikation	- Unterschenkelfrakturen ohne Verkürzungstendenz, wenn keine Osteosynthese indiziert ist; - nach Minimalosteosynthesen.
Material	Mullschlauch, Polstervlies, 8 cm breites Kreppapier; 4–5, am besten elastische, 12 cm breite Gipsbinden; 1 10 cm breite, 5fache Gipslonguette; 1 kurze, 15 cm breite, 5fache Gipslonguette zur Verstärkung; 1 Absatz und 1 Gipsbinde, 12–15 cm breit.
Technik	Normalerweise sitzt der Patient beim Anlegen des Gipses. Stellung der Gelenke: Knie 45° flektiert, OSG in Rechtwinkelstellung und Fuß plantigrad. Über das Bein wird bis zur Oberschenkelmitte ein Mullschlauch gezogen. Satte zirkuläre Polsterung mit Vlies und Kreppapier (**a**). ↓ Eine Gipsbinde wird straff um den Unterschenkel gewikkelt und fest anmodelliert (zu beachten: Rotation im Vergleich zur gesunden Seite). Nach Anhärten werden Fuß und OSG mit einer zweiten Binde eingegipst, wobei die Zehen frei bleiben. Fixation des 45° flektierten Kniegelenks mit der dritten Binde. Sorgfältiges Anmodellieren - der Seitenfläche der Tuberositas, - der Femurkondylen, - des Lig. patellae: da der Gips v.a. am Ligament abstützt, muß beim Anmodellieren ein gewisser Druck auf die Bandstrukturen ausgeübt werden (**b**). Während dieser Phase wird mit der flachen Hand von der Wade aus ein fester Gegendruck ausgeübt (**c**). ↓ Verstärkung mit einer langen U-förmigen Gipslonguette und einer kurzen, welche auf Höhe des Lig. patellae ventral angelegt wird. Abschluß mit einer Gipsbinde (**d**). ↓

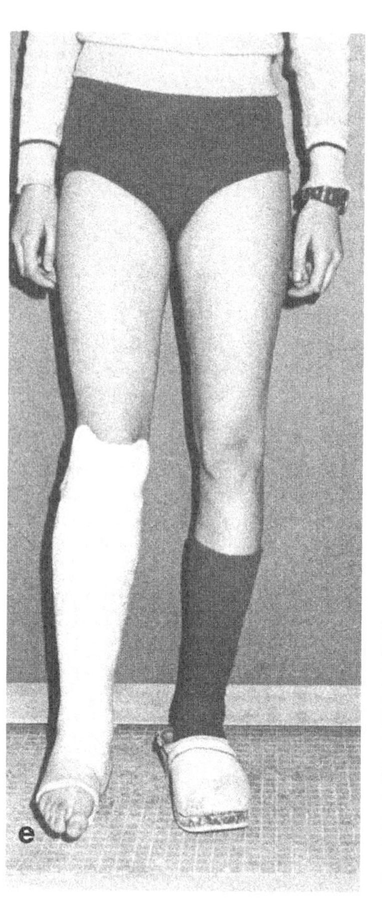
e
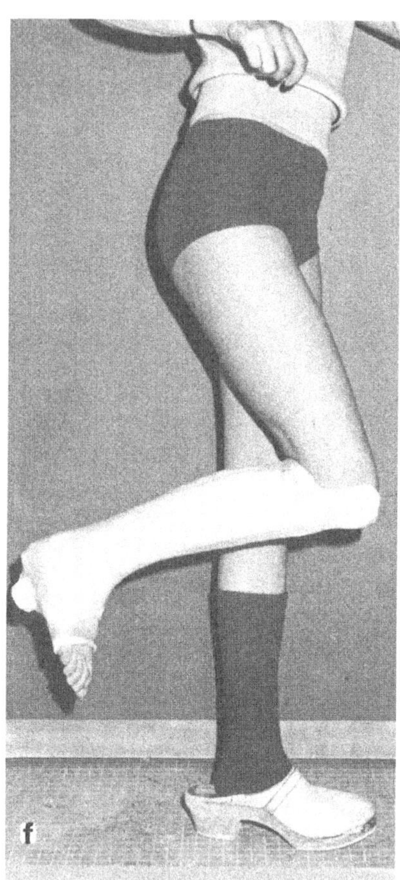
f

3.4.4 Gipsstiefel nach Sarmiento (Fortsetzung)

	↓ Der erhärtete Gips wird so zurechtgeschnitten, daß die Femurcondylen miteingeschlossen sind, jedoch der obere Patellarand frei bleibt. Das Knie muß normalerweise bis 90° flektiert werden können, bei proximalen Frakturen bis 70° (**e, f**). ↓ Montage des Absatzes in der Verlängerung der Tibiaachse mit einer Gipsbinde (s. 3.4.2).
Besonderes	- Der Gips darf je nach Beschwerden des Patienten teil- bis vollbelastet werden. - Genaue Kontrolle der Rotation: Vergleich mit der gesunden Seite. - Straffes Sitzen des Gipses und exaktes Modellieren sind Voraussetzung für ein gutes Behandlungsresultat. Lockere Gipse müssen gewechselt werden. - *Cave:* Varus- und Rekurvationsfehlstellung.
Dauer	6-8 Wochen.

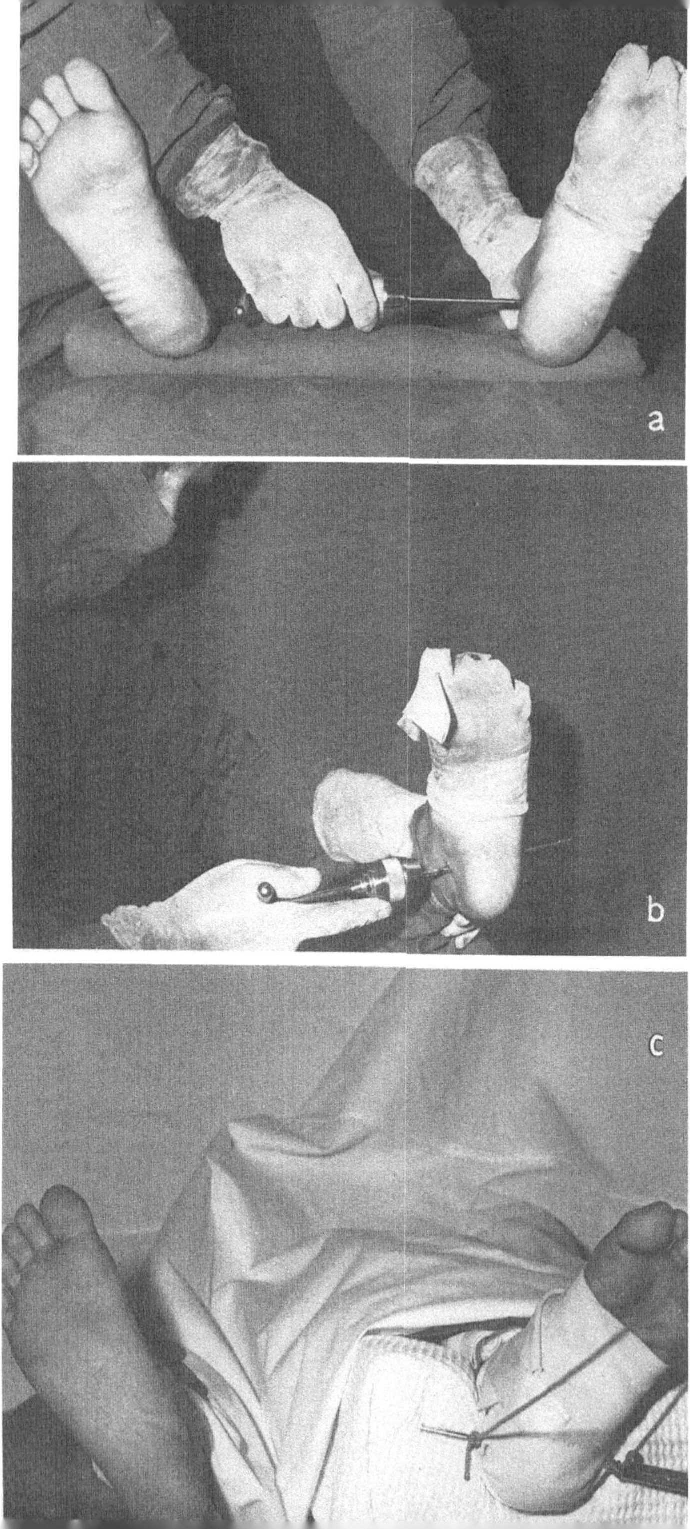

a

b

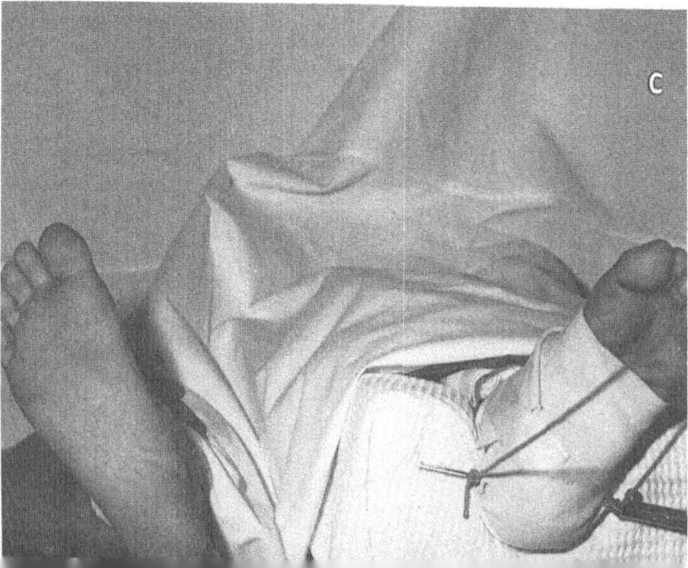

3.4.5 Kalkaneus-Steinmann-Nagelextension

Indikation	Unterschenkelfrakturen mit Verkürzungstendenz, wenn eine Osteosynthese nicht möglich ist.
Material	Voraussetzungen wie für eine Operation. 1 Skalpell; Steinmann-Nägel, 4-5 mm Durchmesser mit Handgriff; sterile Gipsplätzchen und schmales Kreppapier; 1 elastische Binde, 6 cm breit; Extensionsmaterial.
Technik	Steriles Abdecken des Fußes (Gummihandschuh über den Vorfuß). ↓ Bei korrekten Rotationsverhältnissen (Kontrolle im Vergleich zur gesunden Seite) Stichinzision medial am Kalkaneus unterhalb des Gefäß-Nerven-Bündels und des unteren Sprunggelenks möglichst weit dorsal. Palpieren der medialen Kalkaneusfläche mit der Spitze des Steinmann-Nagels und Einbohren des Nagels mit dem Handgriff (**a**). *Merke:* Der Nagel wird nicht senkrecht zum Kalkaneus, sondern bei korrekter Außenrotation des Fußes (Vergleich mit der gesunden Seite) horizontal eingebracht. Sichinzision auf der Gegenseite (**b**). ↓ Nochmalige Desinfektion und Abdecken der Einstichstellen mit sterilen Longuetten und Gipsplätzchen. Lockeres Anwickeln mit Papier und elastischer Binde. ↓ Reposition der Fraktur und Montage der Extension. Belasten mit 2-4 kg. Lagerung auf Schaumstoff- und Extensionsschiene. Der Kalkaneus muß frei bleiben (**c**).
Besonderes	- Die Fraktur soll nicht distrahiert, sondern nur durch die Extension reponiert gehalten werden. - Kontrolle von Zirkulation, Sensibilität und Zehenbeweglichkeit. - *Cave:* Druckstellen, Tibialis-anterior- oder -posterior-Syndrom.
Dauer	2-3 Wochen, bis das Bein frei gehoben werden kann, anschließend Gipsbehandlung.

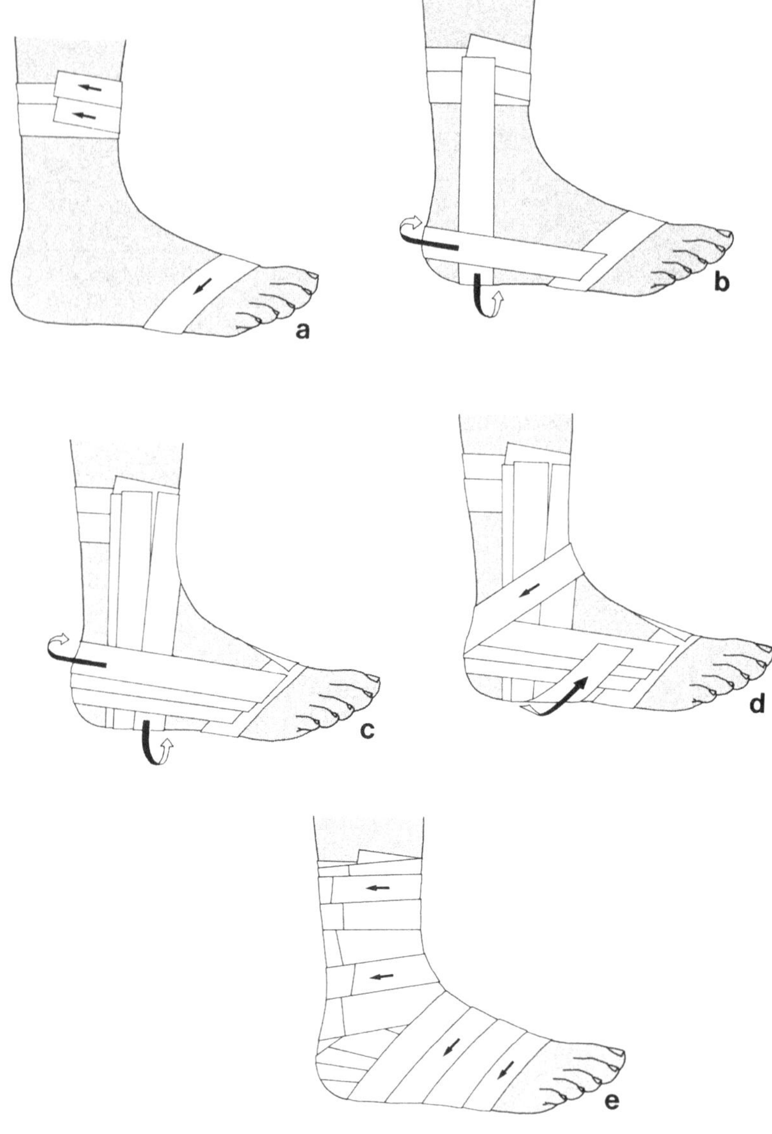
a
b
c
d
e

3.5.1 Funktioneller Verband des OSG mit unelastischen Pflasterbinden

Indikation	• *Primär:* Nach Distorsionen ohne Bandruptur und ohne nennenswerte Schwellung. • *Sekundär:* Nach Operationen am OSG, wenn im Anschluß an eine stabile äußere Fixation noch eine Entlastung und Stütze des Kapsel-Band-Apparats notwendig ist. Da dieser Verband direkt auf die Haut geklebt wird, kann eine sehr gute Stabilität erzielt werden.
Material	Sprühkleber; 1-2 Rollen Tape, 3,75 cm breit.
Technik	Stellung des Fußes: Rechtwinklig im OSG, Fuß plantigrad. Zum Schutz der Haut und zur besseren Haftung der Pflasterbinden wird die Haut im Bereich des späteren Verbands mit einem Sprühkleber dünn eingesprayt. Aufkleben von 2 Ankerstreifen eine handbreit proximal der Malleolen und eines weiteren Streifens im Bereich der Zehengrundgelenke (**a**). ↓ Fixation von 2 U-Streifen, welche einmal die Ferse plantar und einmal dorsal umfassen und deren Enden auf dem proximalen bzw. distalen Ankerstreifen festgeklebt werden (**b**). Dieser Vorgang wird insgesamt 3mal durchgeführt mit Versetzung der Streifen jeweils um ca. 1 cm (**c**). ↓ Stabilisierung der Ferse und des Mittelfußes mit 2 Achterzügeln: - Man beginnt supramalleolär medial und führt den Streifen in einem Winkel von ca. 45° über den Außenknöchel auf die Dorsalseite und mediale Fläche der Ferse. Der Streifen umgreift dann plantar den Fuß und endet lateral auf dem Fußrücken. - Der zweite Tapestreifen beginnt supramalleolär lateral, zieht ebenfalls in einem Winkel von 45° gegen den Innenknöchel, umgreift die Ferse lateral und endet medial auf dem Fußrücken (**d**). ↓ Komplettierung des Verbands mit semizirkulären Verschalungsstreifen (**e**).
Besonderes	- Der Verband wird ohne Zug angelegt. *Cave:* Stauung. - Wechsel des Verbands nach 5 Tagen, spätestens nach 1 Woche. - Die Achterzügel können auch erst nach der Verschalung aufgeklebt werden.
Dauer	2-3 Wochen, je nach Beschwerden auch länger.

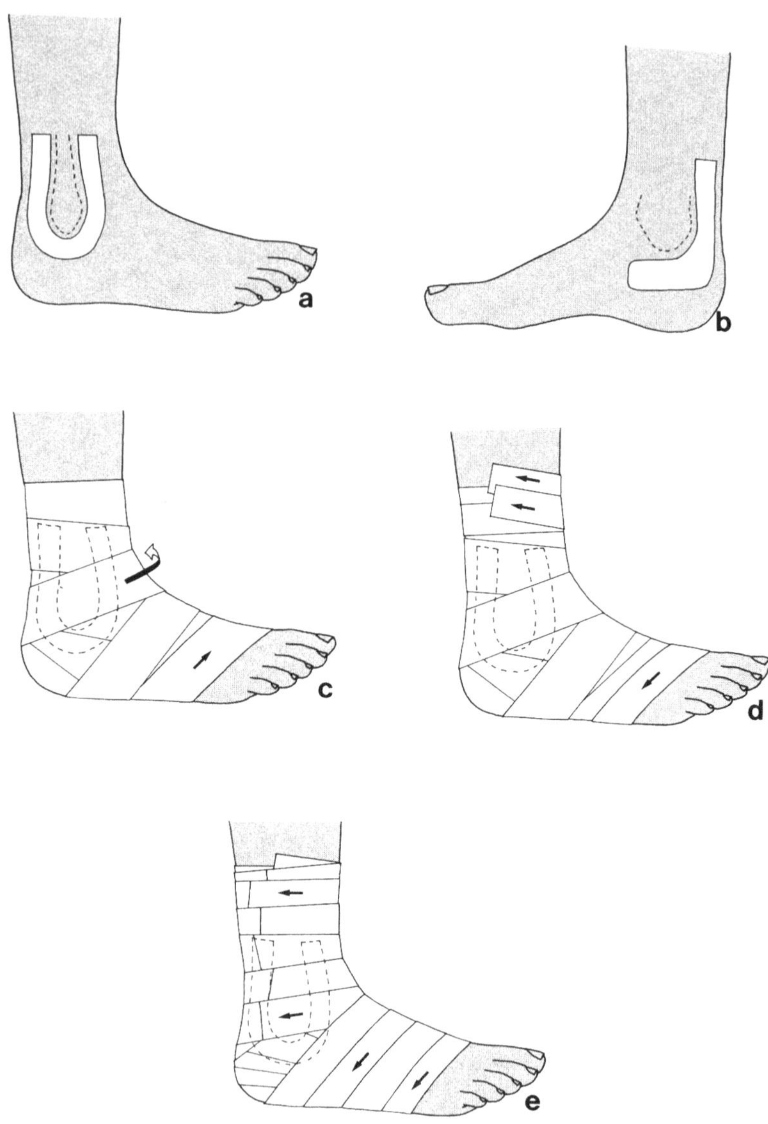
a
b
c
d
e

3.5.2 Funktioneller Verband des OSG mit Polsterung

Indikation	Grundsätzlich wird ein *gepolsterter* Sprunggelenkverband nur bei Schwellungen, Hämatomen und allenfalls bei Entzündungen in der Knöchelregion angelegt. • *Primär:* Nach Distorsionen ohne Bandruptur mit Schwellung. • *Sekundär:* Nach Operationen am OSG, wenn noch eine Schwellung vorliegt und im Anschluß an eine stabile äußere Fixation noch eine Entlastung des Kapsel-Band-Apparats notwendig ist.
Material	Sprühkleber, textilkaschierte Schaumgummiplatte, 1 elastische Fixierbinde, 6-8 cm breit; 1-2 Rollen Tape 3,75 cm breit.
Technik	Stellung des Fußes: Rechtwinklig im OSG, Fuß plantigrad. Aus der Schaumgummiplatte werden für den Innen- und den Außenknöchel Polsterstücke zurechtgeschnitten: Innenknöchel Außenknöchel Aufkleben der Polsterstücke, welche zuvor auf der kaschierten Seite mit Sprühkleber eingesprüht worden sind (**a, b**). ↓ Zum Schutz der Haut und zur Haftung der Fixierbinde werden der Fuß und der distale Unterschenkel mit einer dünnen Schicht Sprühkleber benetzt. ↓ Anwickeln einer elastischen Fixierbinde zirkulär und Fixation proximal mit 2 und distal mit 1 Ankerstreifen aus Leukotape (**c, d**). ↓ Die restliche Technik entspricht derjenigen des Tapeverbandes mit unelastischen Pflasterbinden (**e**).
Besonderes	- Der Verband wird ohne Zug angelegt. *Cave:* Stauung. - Wechsel des Verbandes nach 5 Tagen, spätestens nach 1 Woche. - Das Schaumgummipolster kann auch als Träger von Salben und Gelen verwendet werden. In diesem Fall wird die unkaschierte Seite auf die Haut gelegt und mit einer elastischen Fixierbinde ohne Sprühkleber fixiert.
Dauer	- Primär: 3-4 Wochen. - Sekundär: Abhängig von der lokalen Situation.

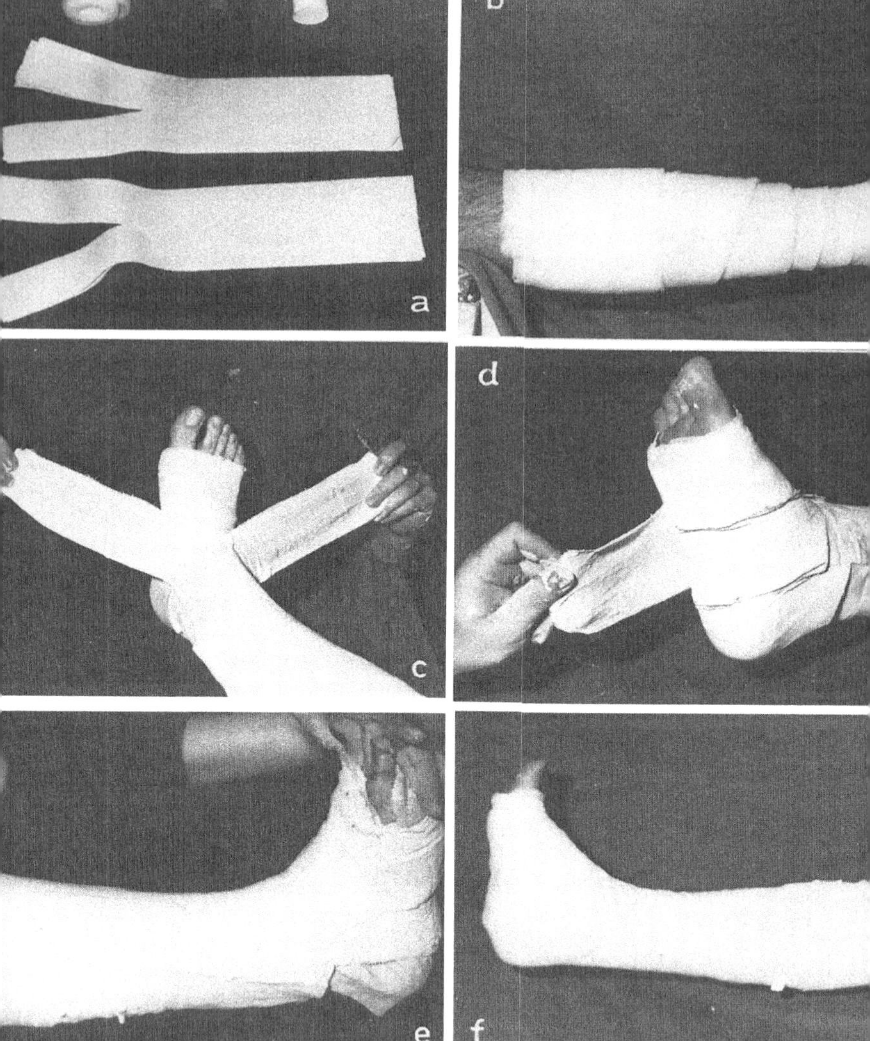
a
b
c
d
e
f

3.5.3 Steigbügelgipsverband

Indikation	Allgemein: Wenn eine kurzdauernde Ruhigstellung des OSG, USG oder des Fußes erwünscht ist. • als Abschwellgips - bei Frakturen des Außenknöchels ohne Dislokation (z. B. OSG-Fraktur Typ A), - bei Distorsionen des OSG ohne Bandruptur. • Postoperativ - nach Osteosynthesen und Weichteiloperationen am OSG und am distalen Unterschenkel, - zur Spitzfußprophylaxe nach Eingriffen am OSG, - nach Naht der Achillessehne.
Material	Polstervlies oder synthetische Watte, 8 cm breites Kreppapier; 2 15 cm breite, 50-60 cm lange, 5fache Gipslonguetten; welche zur Hälfte längs eingeschnitten werden; 1-2 elastische Binden, 8 cm breit (**a**).
Technik	Die geforderte Rechtwinkelstellung im OSG kann bei gebeugtem Knie am besten erreicht werden. Zirkuläres Polstern des Fußes und des Unterschenkels mit Vlies oder synthetischer Watte. Anwickeln mit Kreppapier (**b**). ↓ Die Gipslonguetten werden auf die Vorderseite des Unterschenkels gelegt, wobei die beiden Enden den rechtwinklig gebeugten Fuß plantar umfassen (**c**, **d**). *Merke:* Die 1. Longuette umfaßt den Mittelfuß, die 2. Longuette umfaßt den Vorfuß. ↓ Fixation der Longuetten mit Papier und elastischer Binde (**f**).
Besonderes	Der laterale Fußrand ist druckstellengefährdet. Es empfiehlt sich deshalb, während des Erhärtens einen Finger zwischen Gips und lateralen Fußrand zu schieben (**e**).
Dauer	5-7 Tage, je nach Schwellung.

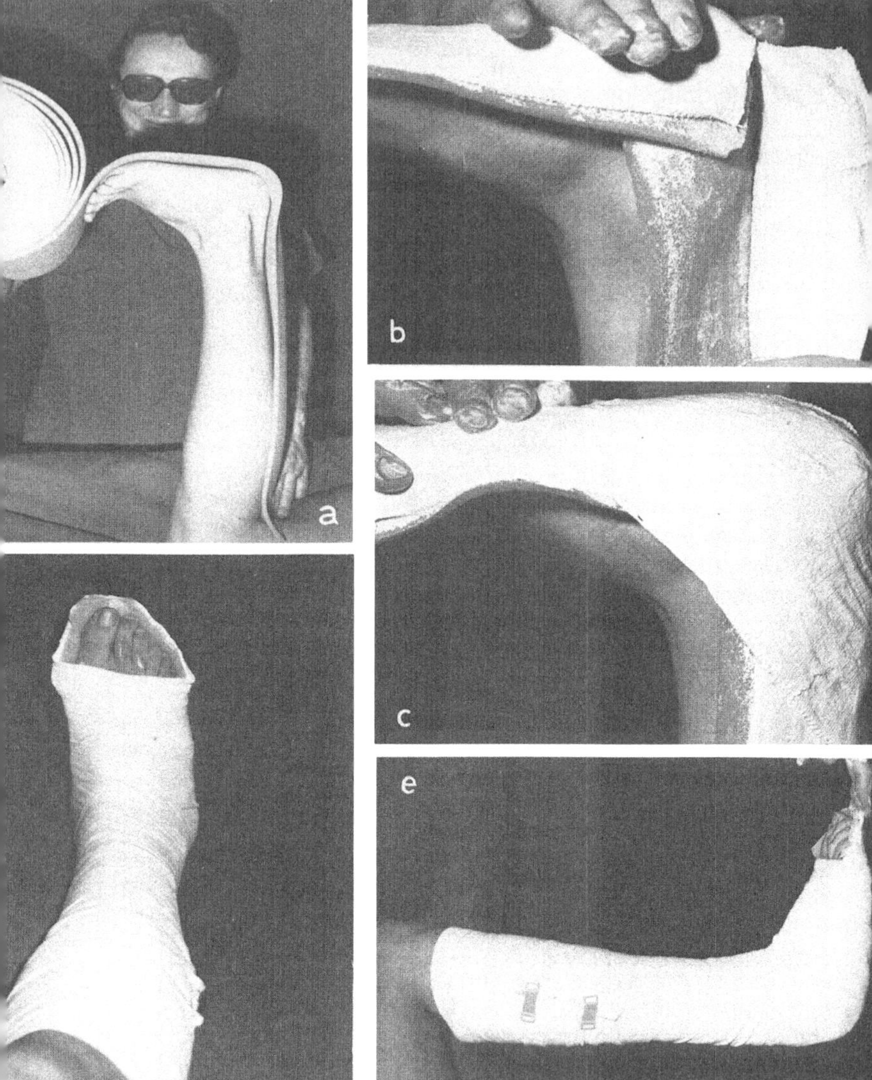
a
b
c
d
e

3.5.4 Abnehmbare dorsale Unterschenkelgipsschiene

Indikation	- Wundheilungsstörungen im Bereich des OSG und des Fußes. - Als Spitzfußprophylaxe nach Eingriffen am OSG.
Material	3-5 mm dicker Schaumgummistreifen; 1 15 cm breite, 10fache Gipslonguette; 2 kurze, 10 cm breite, 5fache Gipslonguetten; 8 cm breites Kreppapier; 1-2 elastische Binden, 8-10 cm breit.
Technik	Es ist einfacher, die Rechtwinkelstellung im OSG zu erreichen, wenn der Patient auf dem Bauch liegt und das Knie 90° flektiert. Abmessen des Schaumgummistreifens (**a**). ↓ Anlegen der Gipslonguette. Medial und lateral am Kalkaneus werden Longuetten und Schaumgummi eingeschnitten. Übereinanderlegen von Schaumstoff auf Schaumstoff, Gips auf Gips. Verstärkung medial und lateral mit je einer kurzen Gipslonguette (**b**, **c**). ↓ Umwickeln mit Kreppapier und elastischen Binden (**d**, **e**).
Besonderes	Beim Abnehmen der Schiene wird das Kreppapier vollständig entfernt.
Dauer	- Bis zur gesicherten Wundheilung. - Bis ein Gehgips angelegt werden kann.

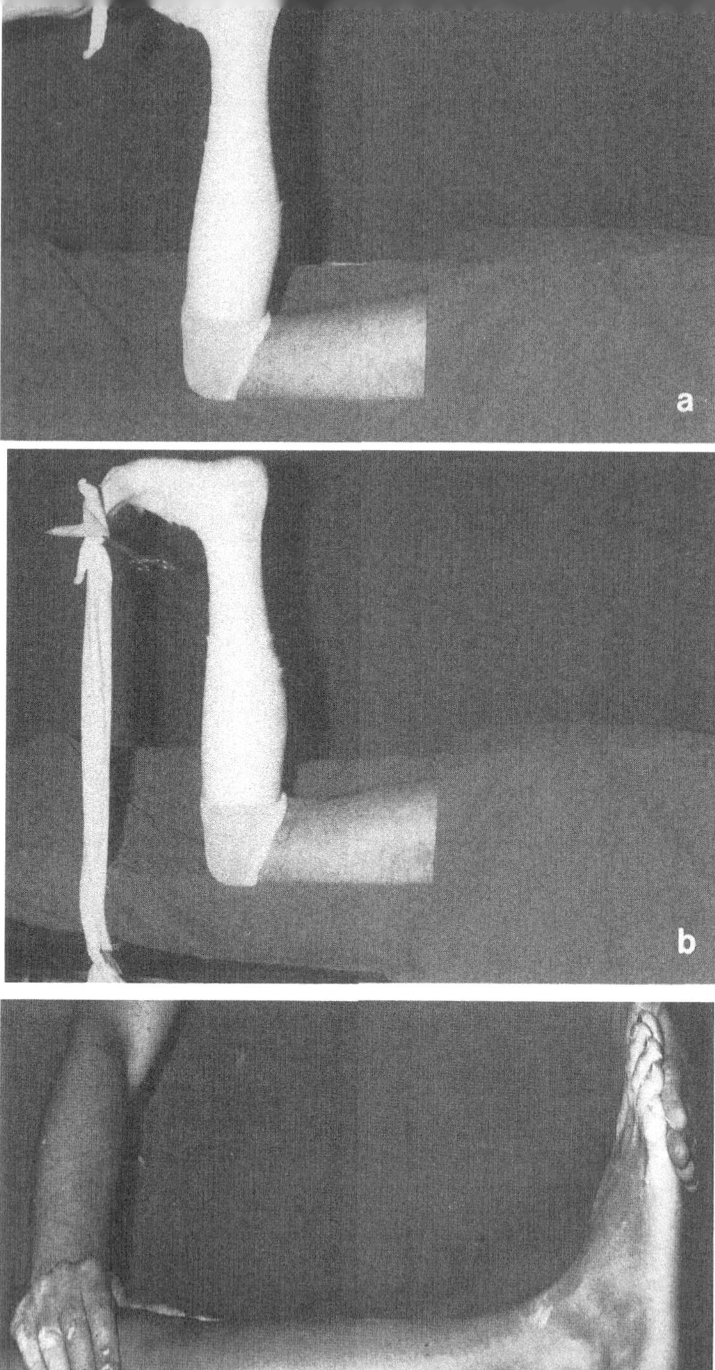
a
b
c

3.5.5 Unterschenkelgehgips

Indikation	- Nach operativ behandelter Luxationsfraktur des OSG mit Bandnaht, - nach Bandnähten am OSG, - nach Achillessehnennaht, - bei nicht dislozierter Fraktur des Außenknöchels Typ A, - bei schwerer Fußdistorsion ohne Bandruptur. *Allgemein:* Der Unterschenkelgehgips wird erst nach Abschwellung und bei gesicherter Wundheilung angelegt.
Material	Mullschlauch, schmales Polstervlies, 6-8 cm breites Kreppapier; 5 Gipsbinden, 12 cm breit; 1 15 cm breite, 5fache Gipslonguette; 1 kurze schmale Gipslonguette und Absatz und 1 Gipsbinde oder Gehreifen bzw. Spezialschuh
Technik	Anlegen des Gipses grundsätzlich bei flektiertem Kniegelenk und Rechtwinkelstellung im OSG. - *Bauchlage:* Die gewünschte Stellung wird am besten in Bauchlage erzielt (**a, b**). Bei kooperativen Patienten kann der Fuß mit einer Klemme und einem unelastischen Textilstreifen am Tisch fixiert werden (**b**). - *Rückenlage:* Bei unbeweglichen Patienten Gips in Rückenlage (**c**). Über den Fuß und den Unterschenkel wird ein Mullschlauch gezogen. Zirkuläre oder punktuelle Polsterung mit Vlies und straffes Anwickeln mit Kreppapier (**a, b**). ↓

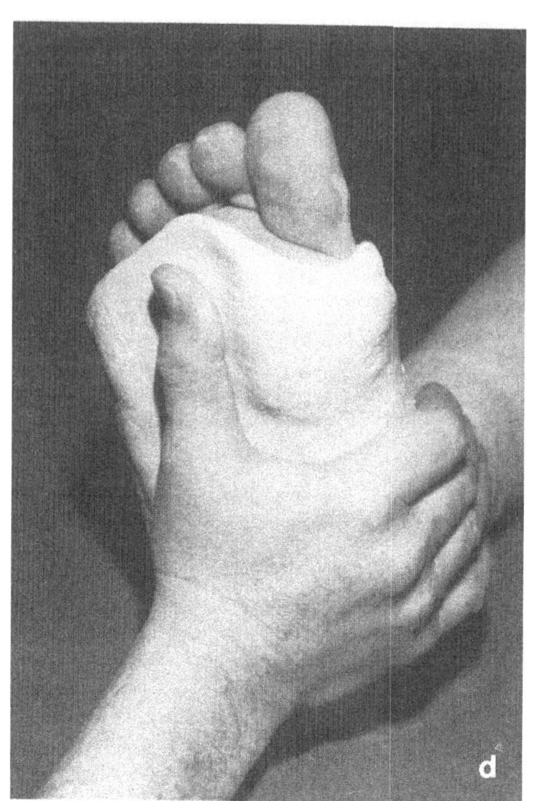
d

3.5.5 Unterschenkelgehgips (Fortsetzung)

↓

Mit 2 Gipsbinden werden von distal her der Fuß und der Unterschenkel umwickelt. Verstärkung mit einer Gipslonguette dorsal von der Kniekehle bis zu den Zehengrundgelenken.

Cave: Druckstellen über dem Kalkaneus und an der Achillessehne.

↓

Umlegen der Schlauchmullenden proximal und distal. Komplettierung des Gipses mit 2 weiteren Gipsbinden. Während des Aushärtens muß der Gips an der Fußsohle gut anmodelliert werden:

- die linke Hand modelliert das linke Fußgewölbe,
- die rechte Hand modelliert das rechte Fußgewölbe (**d**).

↓

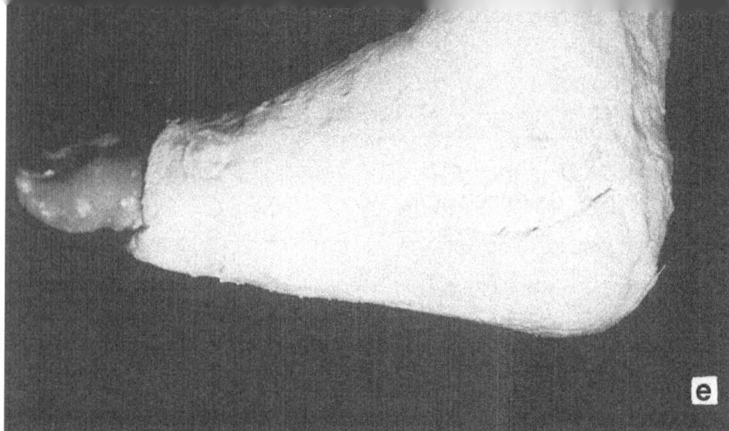
e

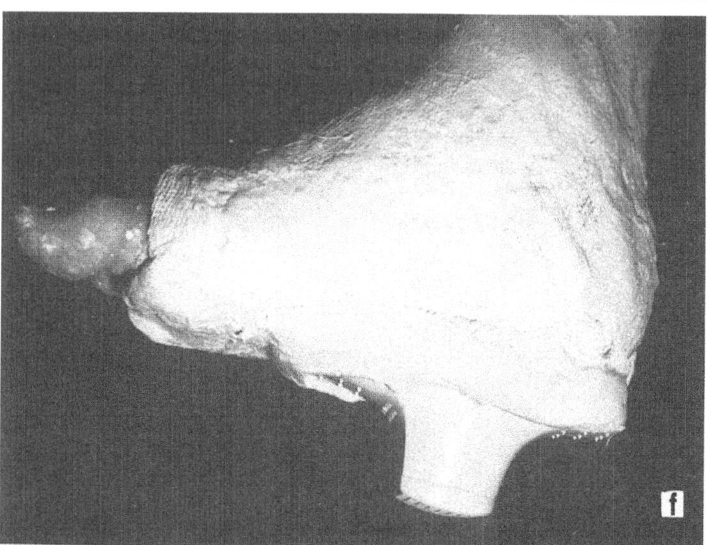
f

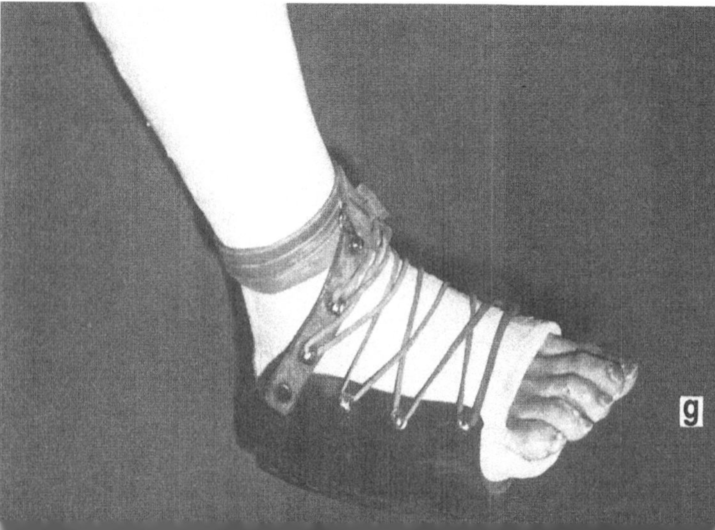
g

3.5.5 Unterschenkelgehgips (Fortsetzung)

	↓ Auffüllen des Fußgewölbes mit einer Gipslonguette und Montage des Absatzes in der Verlängerung der Tibiaachse mit einer Gipsbinde (**e, f**). Anstelle des Absatzes kann ein abschnallbarer Gehreifen oder ein Spezialschuh verwendet werden (**g**).
Besonderes	- Die Zehen frei gelassen. - Zu beachten: Zirkulation, Sensibilität und Zehenbeweglichkeit. - Bei nicht ganz stabilen operierten Pilonfrakturen mit Spongiosaplastik, wo eine funktionelle Nachbehandlung das Operationsresultat gefährden würde, empfiehlt es sich, zunächst einen Unterschenkelliegegips anzulegen. Die Technik entspricht dem Unterschenkelgehgips, doch wird kein Absatz montiert.
Dauer	- OSG-Frakturen: 4-6 Wochen. - Bandnähte: 4-5 Wochen. - Naht der Achillessehne: 8-10 Wochen. - Fußdistorsionen: 3-4 Wochen.

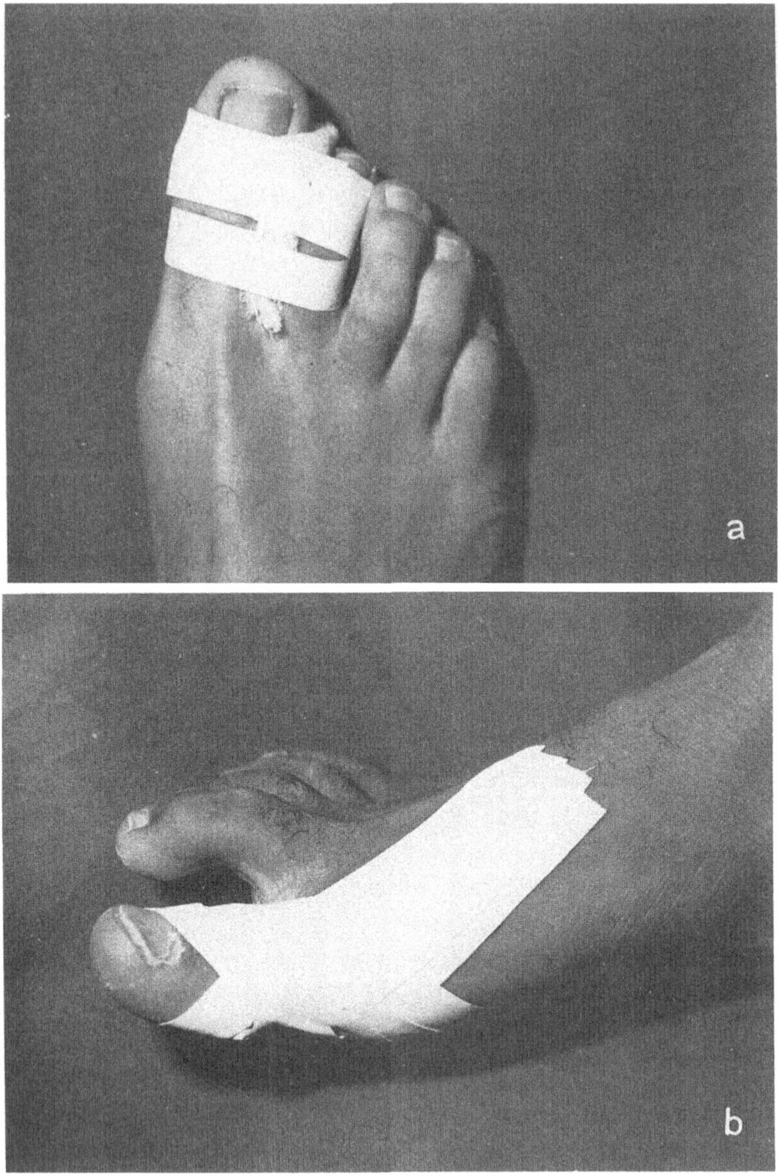

a

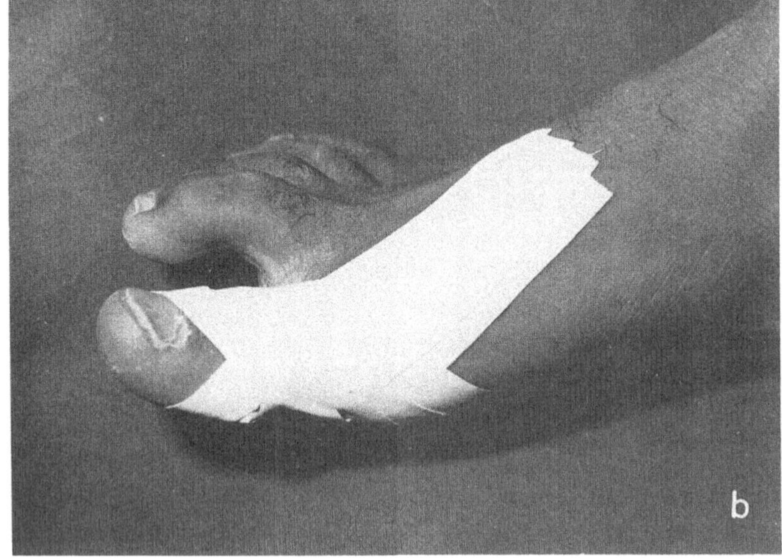

3.6.1 Heftpflasterfixation

Indikation	- Zehenluxation oder schwere Zehenkontusion, - Zehenfraktur.
Material	1 Gazekompresse, schmales Heftpflaster.
Technik	Zwischen die verletzte und eine benachbarte gesunde Zehe wird ein Gazestreifen gelegt. ↓ Mit schmalem Heftpflaster Fixation der beiden Zehen aneinander (**a**).
Besonderes	- Keine zu straffe Fixation, da sonst Zirkulationsstörungen mit Stauungen auftreten können. - Unter Umständen ist es nötig, die Zehenfraktur mit einem Unterschenkelgehgips mit Zehenplatte zu versorgen (s. 3.6.5).
Dauer	2-3 Wochen.

3.6.2 Hohmann-Dachziegelverband

Indikation	- Zehenluxation oder schwere Zehenkontusion, - Zehenfraktur.
Material	Schmales Heftpflaster.
Technik	Schichtweises Übereinanderkleben von schmalen Heftpflasterstreifen, die auf der Medialseite (Großzehe) oder auf der Dorsalseite (übrige Zehen) gekreuzt werden (**b**).
Besonderes	- Keine zu straffe Fixation (Zirkulation). - Der Verband kann auch nach Korrekturen von Hammerzehen oder eines Hallux valgus verwendet werden.
Dauer	2-3 Wochen.

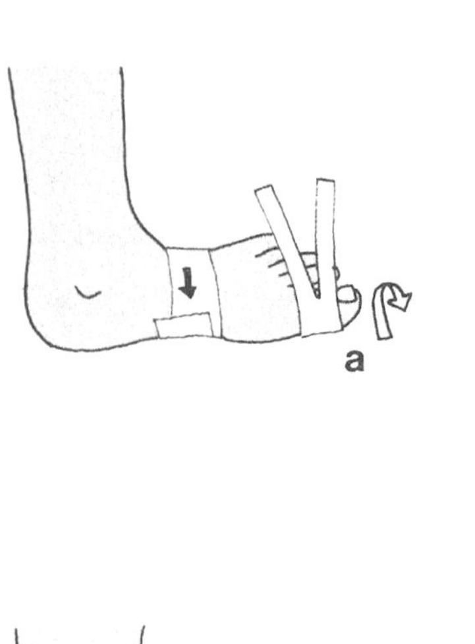
a
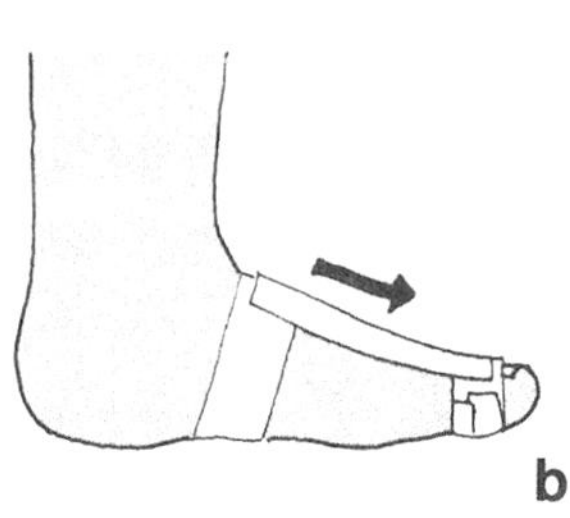
b
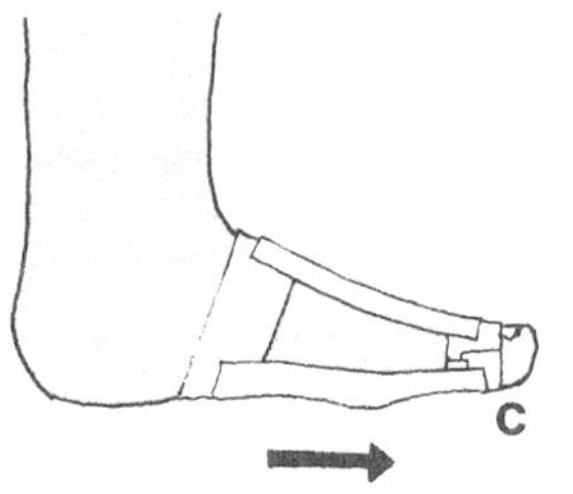
c
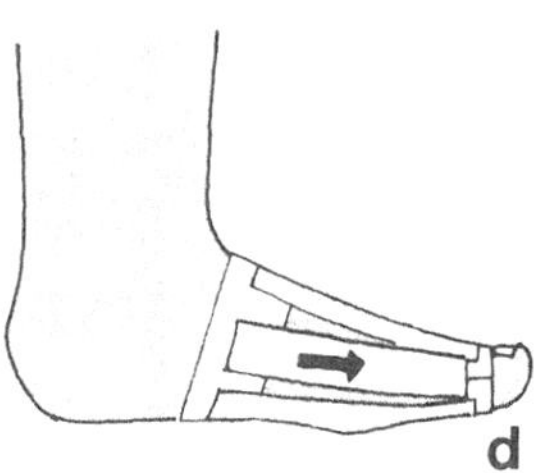
d
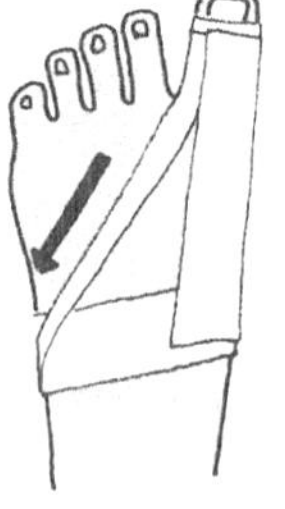
e
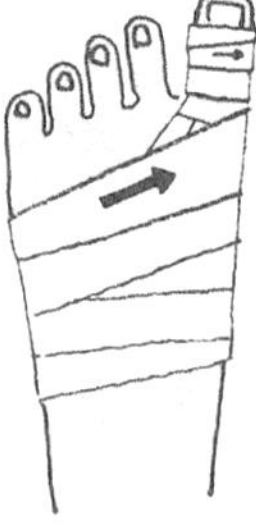
f

3.6.3 Funktioneller Verband des Großzehengrundgelenks

Indikation	- Distorsionen des Großzehengrundgelenks, - Fissuren der Grund- und Endphalanx, - schwere Kontusionen ohne Verletzung der Haut.
Material	Eventuell Sprühkleber; 1 Rolle Tape, 3,75 cm breit.
Technik	Zum Schutz der Haut und zur besseren Haftung des Pflasters können Fuß und die Großzehe mit Sprühkleber eingesprayt werden. Aufkleben eines proximalen Ankerstreifens im Bereich des Mittelfußes. Der distale Ankerstreifen umfaßt das DIP-Gelenk der Großzehe und wird längs eingerissen, um Falten zu vermeiden (**a**). ↓ Ein dorsaler und plantarer gut anmodellierter Zügel verbindet die beiden Ankerstreifen (**b, c**). ↓ Zusätzliche Stabilisierung der Großzehe mit einem medialen und lateralen Zügel. Letzterer wird längs eingerissen, wobei die beiden Schenkel am lateralen Fußrand auf dem proximalen Ankerstreifen fixiert werden (**d, e**). ↓ Schließen des Verbandes mit semizirkulären Verschalungsstreifen plantar und dorsal. Im Bereich des Großzehengrundgelenks müssen die Streifen längs eingerissen werden, damit keine Falten entstehen (**f**). Verwendung von längs halbierten Tape-Streifen an der Großzehe.
Besonderes	- Keine zirkulären Verschalungsstreifen. *Cave:* Stauung. - Wechsel des Verbandes nach 5 Tagen.
Dauer	2-3 Wochen.

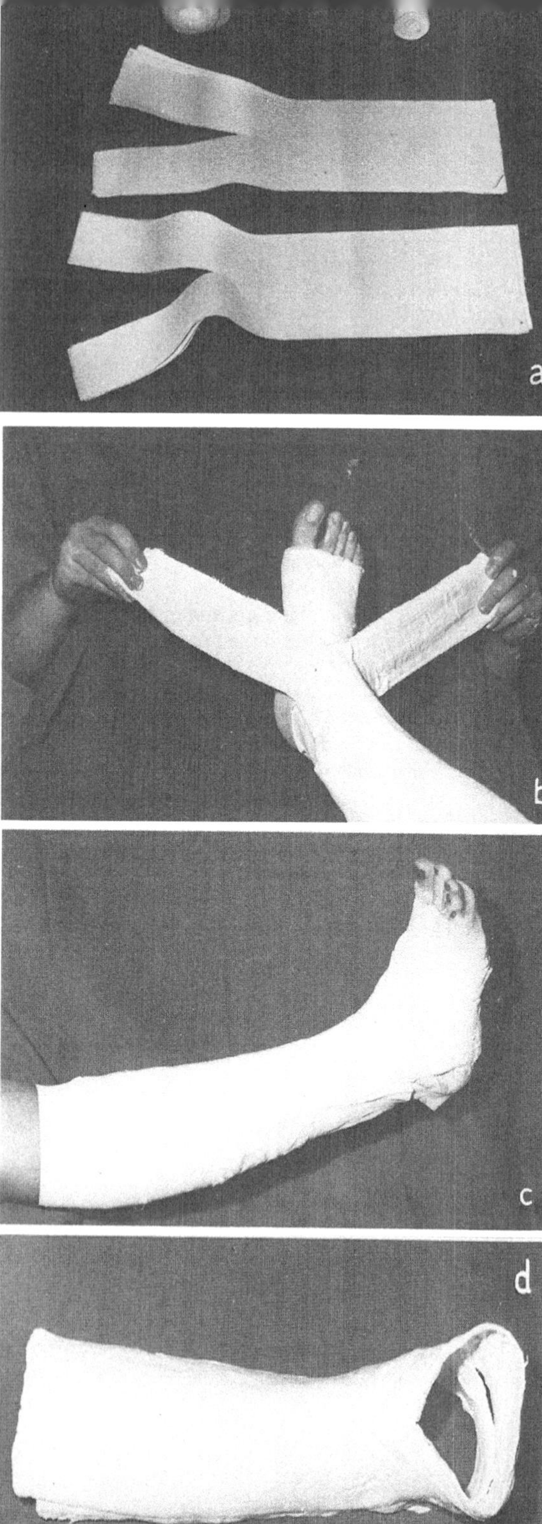
a
b
c
d

3.6.4 Steigbügelgipsverband (s. 3.5.1)

Indikation	• Nach operativer Frakturenbehandlung bei: - Kalkaneusfraktur mit Gelenkbeteiligung, sonst funktionelle Nachbehandlung (12 Wochen Teilbelastung mit 5-10 kg); - dislozierter Talusfraktur; - Frakturen der Metatarsalia I und V sowie Abrißfrakturen Basis Metatarsale V. • Konservative Frakturenbehandlung bei: - Frakturen der Metatarsalia II-IV, - nichtdislozierter Talusfraktur. • Nach reponierten Luxationen: - subtalar, - im Chopart- und Lisfranc-Gelenk.
Material	Polstervlies oder synthetische Watte, 8 cm breites Kreppapier; 2 15 cm breite, 50-60 cm lange, 5fache Gipslonguetten, welche zur Hälfte längs eingeschnitten werden; 1-2 elastische Binden, 8 cm breit (**a**).
Technik	Die geforderte Rechtwinkelstellung im OSG kann bei gebeugtem Knie am besten erreicht werden. Zirkuläres Polstern des Fußes und des Unterschenkels mit Vlies und Kreppapier. ↓ Die Gipslonguetten werden auf die Vorderseite des Unterschenkels gelegt, wobei die beiden Enden den rechtwinklig gebeugten Fuß plantar umfassen (**b-d**). *Merke:* Die 1. Longuette umfaßt den Mittelfuß, die 2. Longuette umfaßt den Vorfuß. ↓ Fixation der Longuetten mit Kreppapier und elastischer Binde.
Besonderes	Zur Vermeidung von Druckstellen wird während des Erhärtens ein Finger zwischen Gips und lateralen Fußrand geschoben.
Dauer	• Als Abschwellgips 5-7 Tage, dann funktionelle Nachbehandlung. • Als Abschwellgips 5-7 Tage, dann Unterschenkelgehgips für 4 Wochen (Metatarsalia) oder Unterschenkelliegegips für 8 Wochen (Talus). • Als Abschwellgips 5-7 Tage, dann USGG für 6 Wochen.

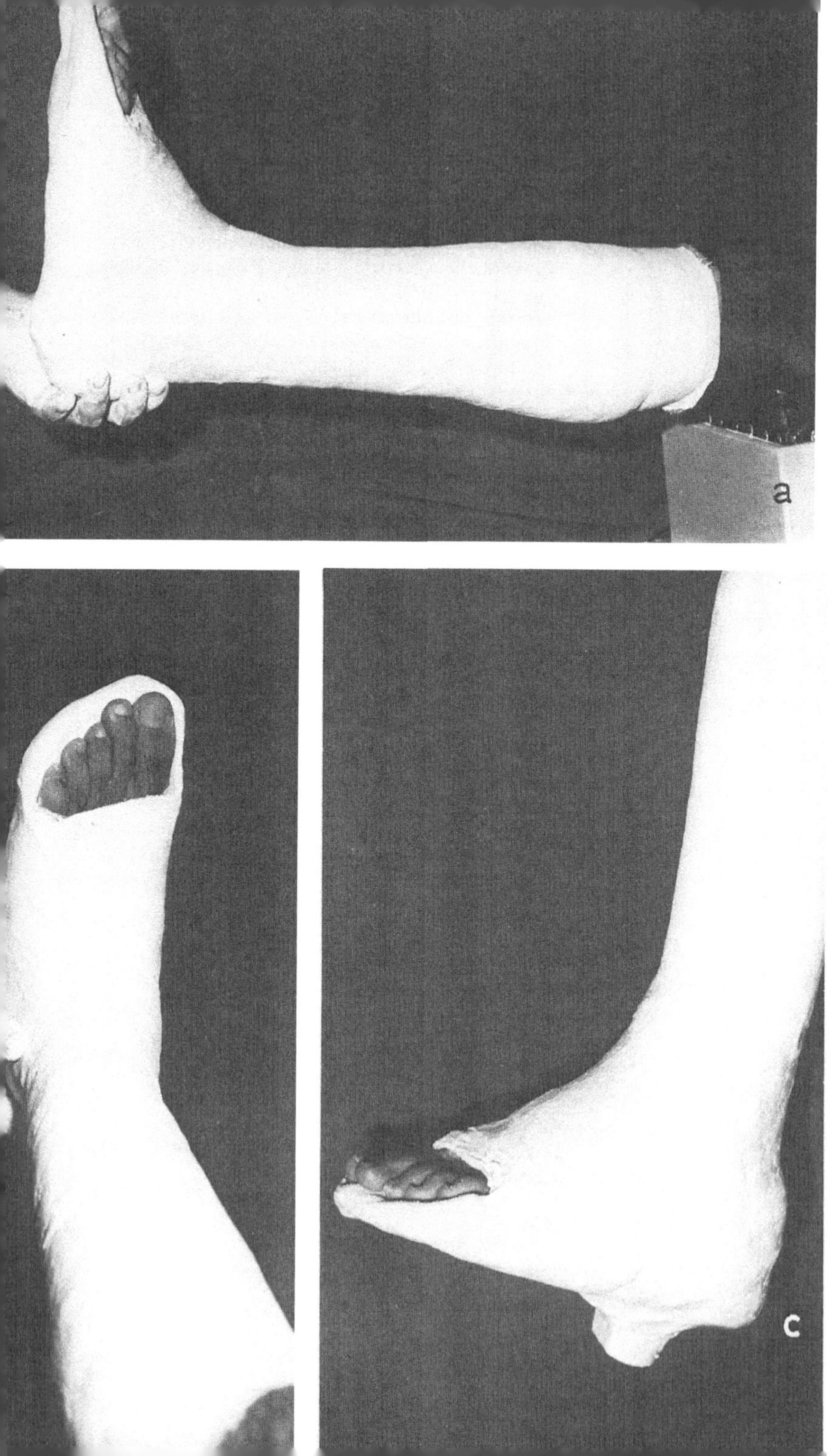
a
c

3.6.5 Unterschenkelgehgips mit Zehenplatte

Indikation	- Frakturen des Mittel- und Vorfußes, evtl. im Anschluß an einen Steigbügelgipsverband nach Abschwellung; - Zehenfrakturen, welche mit einem Heftpflasterverband allein nicht genügend stabil fixiert werden können; - nach Sehnenverletzungen.
Material	Mullschlauch, Polstervlies, 8 cm breites Kreppapier; 4 Gipsbinden, 12 cm breit; 1 15 cm breite, 5fache Gipslonguette; 1 kurze Gipslonguette und Absatz und 1 Gipsbinde oder Gehreifen bzw. Spezialschuh.
Technik	Die Polsterung wie auch die ersten beiden Gipsbinden entsprechen der Technik beim Unterschenkelgehgips (s. 3.5.3). Rechtwinkelstellung Im OSG, Fuß plantigrad. ↓ Die anschließend dorsal angelegte Gipslonguette muß so lang gemessen sein, daß sie bis über die Zehen hinausreicht und nach unten bis zum Mittelfuß zurückgeschlagen werden kann. Der Gips endet danach bündig mit den Zehenkuppen (**a**). ↓ Mit einer Gipsbinde werden die Sohle und das OSG fixiert. Abschluß wie beim Unterschenkelgehgips (s. 3.5.3). Anstelle des Absatzes kann ein Gehreifen verwendet werden (**b**, **c**).
Besonderes	- Bei besonderen Indikationen können einzelne Zehen eingebettet werden. - Gutes Anmodellieren des Gipses im Fußgewölbe. - Kontrolle von Sensibilität, Zirkulation und Motorik.
Dauer	- Bei Frakturen des Mittel- und Vorfußes sowie nach Sehnenverletzungen: 6 Wochen. - Bei Zehenfrakturen: 3 Wochen.

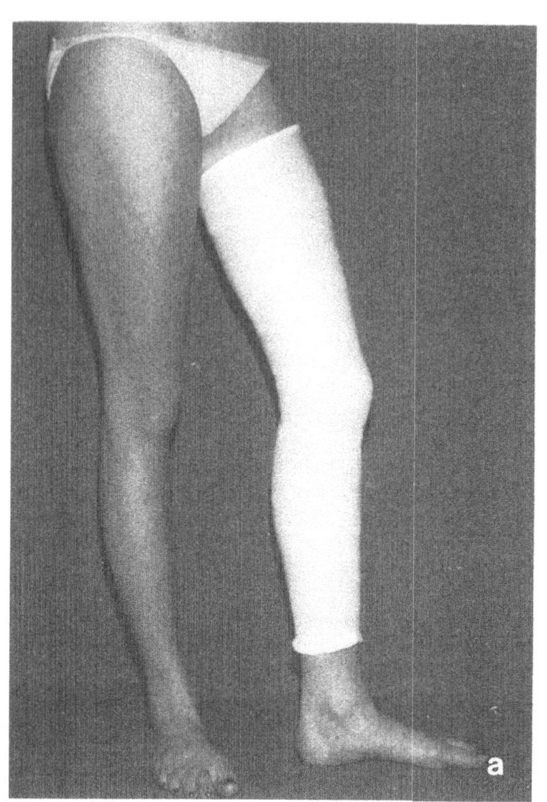
a

3.7.1 Oberschenkelhülse

Indikation	- Bei operierten Kniebändern und Naht der Quadrizepssehne; - bei Patellafrakturen mit intaktem Streckapparat; - nach Patellaosteosynthesen, wenn die Stabilität nicht sicher gewährleistet ist; - bei nicht oder kaum dislozierten Tibiafrakturen, insbesondere bei älteren Patienten.
Material	Trikot- oder Mullschlauch, Polsterwatte oder -vlies, evtl. 10 cm breites Kreppapier; 3 Kunststoffbinden, 12,5 cm breit; 1 gewaschene, 10 cm breite elastische Binde.
Technik	Stellung des Kniegelenks: - nach Operation der Kreuzbänder abhängig von der Operationstechnik, - nach Operation der Seitenbänder und bei Patellafrakturen 15-20° Flexion. Überziehen des Schlauches vom Fuß bis zur Inguinalgegend. Zirkuläre Polsterung mit Polsterwatte oder -vlies. Straffes Anwickeln mit Kreppapier. ↓ Von distal nach proximal werden 2 Kunststoffbinden angewickelt. Über der Achillessehne und der Sehne des Tibialis anterior Einbringen je eines kurzen Längsschnitts, um ein Reiben der Sehnen am Verbandrand zu vermeiden (Faustregel: 3-4 Querfinger oberhalb der Malleolen). ↓ Umlegen der Schlauchenden und Komplettierung des Verbands mit der dritten Binde. Straffes Umwickeln mit einer elastischen Binde, welche nach der Aushärtung wieder entfernt wird (**a**).
Besonderes	- Der Verband muß distal und proximal einen 0,5-1,0 cm breiten Polsterstreifen frei lassen. - Während der Aushärtung soll das Knie ruhig unterstützt gehalten werden, um Druckstellen und Falten zu vermeiden.
Dauer	Siehe Oberschenkelgipshülse (3.3.3).

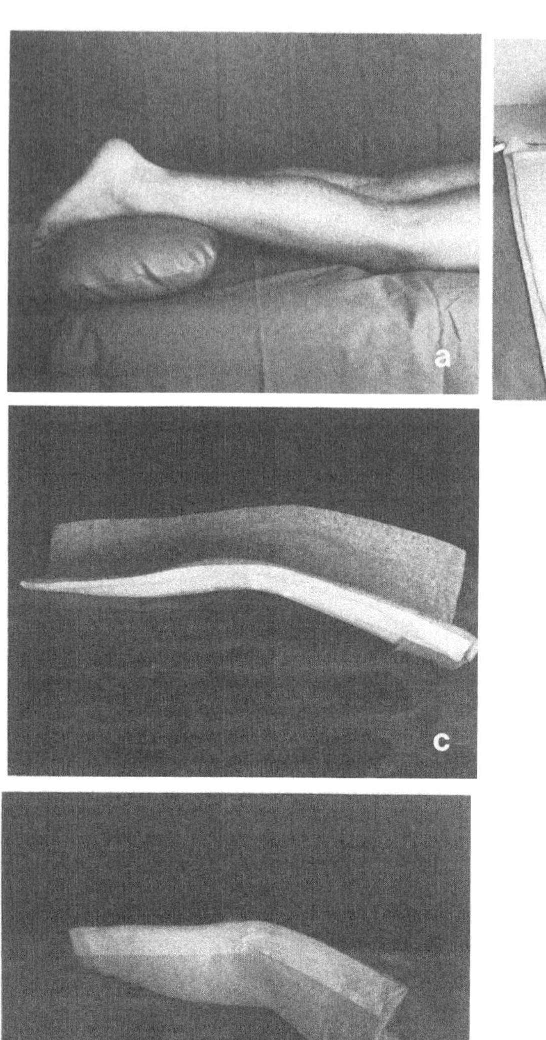
a
b
c
d

3.7.2 Abnehmbare Oberschenkelschiene

Indikation	- Nach Bursektomien und Weichteilverletzungen im Kniebereich, - im Anschluß an eine Oberschenkelhülse bei operierten Kniebandläsionen.
Material	Filz- oder Moltonstreifen; 2-3 Kunststoffbinden, 12,5 cm breit; 2 breite elastische Binden, Klebeband.
Technik	Der Patient soll möglichst auf dem Bauch liegen, der Fuß wird durch ein Polster unterstützt (**a**). Trapezförmiges Zurechtschneiden des Filz oder des Moltons. distal proximal Auf dem Polster werden die Kunststoffbinden fächerförmig überlappend ausgelegt (**b**). Verstärkung in der Mitte mit einigen Längslagen. Das Polstermaterial muß die Schiene allseits um mindestens 2 cm überragen. ↓ Die in Wasser eingetauchte vorbereitete Longuette (Wasser lediglich abtropfen lassen, nicht ausdrücken) wird auf den Polsterstreifen gelegt und auf der Dorsalseite des Beines mit elastischen Binden faltenlos fixiert. ↓ Nach vollständigem Aushärten werden die umgelegten Polsterränder mit Klebeband an der Schiene fixiert. (**c**, **d**).
Besonderes	Alternative zur Longuettentechnik: Anfertigen einer zirkulären Oberschenkelhülse (s. 3.7.1). Nach Aushärtung ¼ der Hülse ventral entfernen und Ränder abpolstern.
Dauer	- Bursektomien und Weichteilverletzungen: 14 Tage. - Kniebänder: Bis eine äußere Fixation nicht mehr notwendig ist.

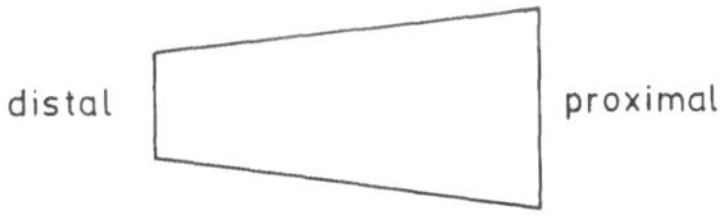

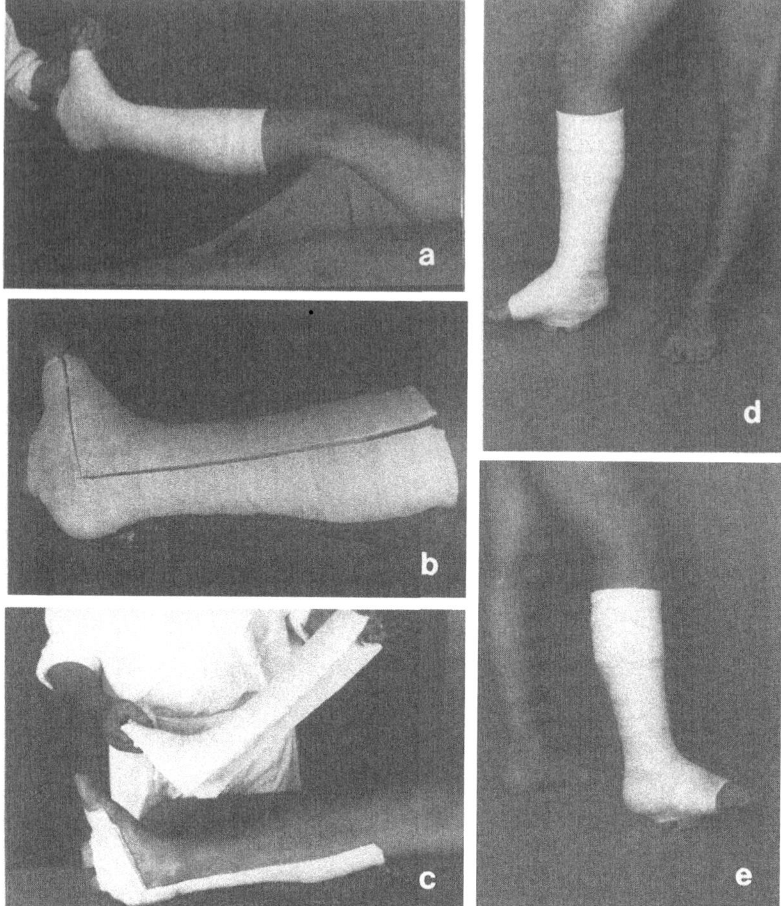
a
b
c
d
e

3.7.3 Unterschenkelgehverband

Indikation	- Nach operativ behandelter Luxationsfraktur des OSG mit Bandnaht, - nach isolierten Bandnähten am OSG, - nach Achillessehnennaht, - bei nichtdislozierter Fraktur des Außenknöchels Typ A, - bei schwerer Fußdistorsion ohne Bandruptur. *Allgemein:* Der Unterschenkelgehverband wird erst sekundär nach Abschwellung und bei gesicherter Wundheilung angelegt.
Material	Trikot- oder Mullschlauch, Polstervlies oder -watte, Kreppapier, je eine 7,5, 10 und 12,5 cm breite Kunststoffbinde, 2 gewaschene elastische Binden. Absatz, Gehreifen oder Spezialschuh.
Technik	Anlegen des Verbandes grundsätzlich bei flektiertem Kniegelenk und Rechtwinkelstellung im OSG: *Bauchlage:* Die gewünschte Stellung wird am besten in Bauchlage erzielt. Bei kooperativen Patienten kann der Fuß mit einer Klemme und einem unelastischen Textilstreifen am Tisch fixiert werden (s. 3.5.5). *Rückenlage:* Bei unbeweglichen Patienten Anlegen des Verbandes in Rückenlage (**a**). Über den Fuß und den Unterschenkel wird ein Trikotschlauch gezogen. Zirkuläre Polsterung mit Polsterwatte oder -vlies. Straffes Anwickeln mit Kreppapier. ↓ Fixation des ruhig gehaltenen OSG und Fußes mit der 7,5-cm-Binde. Mit einem Teil der 12,5 cm breiten Binde wird der Unterschenkel fixiert. Umlegen der Schlauchenden und Komplettierung mit dem Rest der Binde. Sofortiges Anlegen einer elastischen Binde von supramalleolär bis zum proximalen Ende des Verbands. ↓ Aus der 10 cm breiten Binde werden 2 doppellagige Longuetten geschnitten. Mit der 1. Longuette Verstärkung des Vorfußes plantar. Kurzer Einschnitt des Polsters auf der Höhe des Metatarsalköpfchens V und Umlegen des Schlauchendes. Mit der 2. Longuette Auffüllen der Längswölbung des Fußes, Montage des Absatzes und Fixation des Polsterrands mit dem Rest der Binde. Sattes Anwickeln einer schmalen elastischen Binde (**a**)
Besonderes	- Der Verband reicht plantar bis unter die Metatarsaliaköpfchen, die Zehen bleiben frei. - Absatz in der Verlängerung der Tibiaachse (**d, e**). - Entfernen des Verbandes: Nach Auffräsen medial und lateral wird das Vorderteil wie ein Deckel abgehoben (**b, c**).
Dauer	Siehe 3.5.5.

4 Wirbelsäule

Allgemeines zur Behandlung von Verletzungen der Wirbelsäule

Indikationen zur konservativen Behandlung

- Generell: Stabile Verletzungen wie
  - Kontusionen, Distorsionen;
  - Abbruch von Quer- und Dornfortsätzen;
  - Impressions- und Keilbrüche sowie inkomplette Berstungsbrüche, sofern nicht aufgerichtet.
- Im Besonderen: Jefferson-Frakturen, Hangman-Frakturen, klassische Chance-Frakturen.

Indikationen zur operativen Behandlung

Bei allen anderen Verletzungen der Wirbelsäule hängt die Behandlungsart ab vom Verletzungstyp und dessen Prognose, vom Allgemeinzustand des Patienten und von eventuellen Begleitverletzungen.

- Absolute Indikationen:
  - Zunehmende oder nach einem freien Intervall einsetzende Lähmungen,
  - offene Verletzungen der Wirbelsäule.
- Relative Indikationen:
  - Instabilität,
  - ungünstige Prognose der Verletzung,
  - neurologische Komplikationen,
  - schwere Begleitverletzungen.

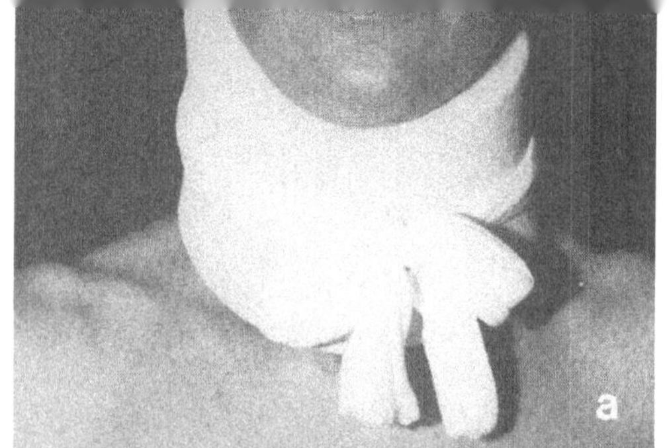
a

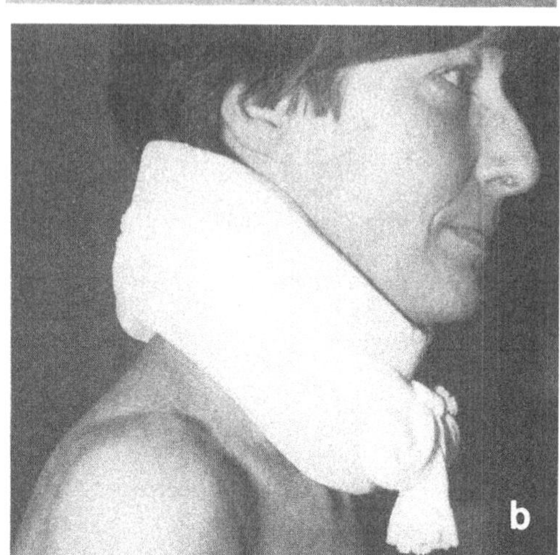
b

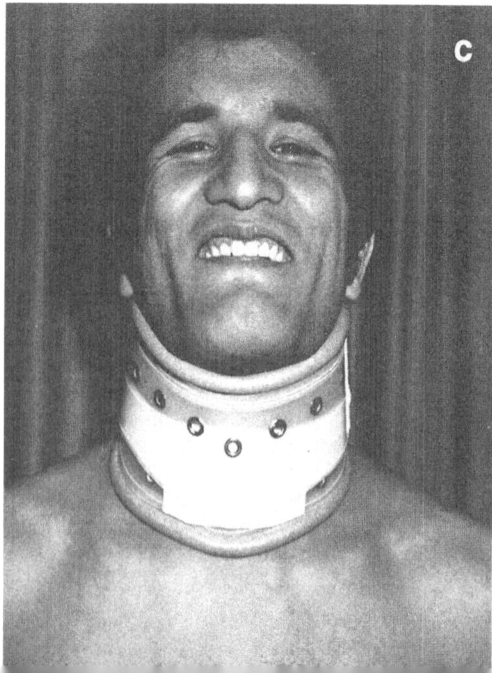
c

4.1.1 Schanz-Kragen

Indikation	- Bei Distorsionen der HWS, - postoperativ, - im Anschluß an den Minervagips.
Material	- Ein in Schlauchmull eingehüllter, zurechtgeschnittener Schaumgummikragen, welcher vorn verknüpft wird (**a, b**), oder - vorfabrizierter Schanz-Kragen aus Kunststoff (**c**).
Technik	Der Kragen soll eine Flexion des Kopfes einschränken bzw. verhindern und muß deshalb am Kinn und am Sternum aufstützen. Die meisten gängigen Modelle können dem Patienten individuell angepaßt werden.
Besonderes	Der Kragen darf nicht zu straff anliegen, sonst entstehen Druckstellen und die Fixation wird vom Patienten nicht mehr getragen.
Dauer	- Distorsionen: 4 Wochen. - Postoperativ: 10-12 Wochen. - Nach Minervagips: 1-2 Monate.

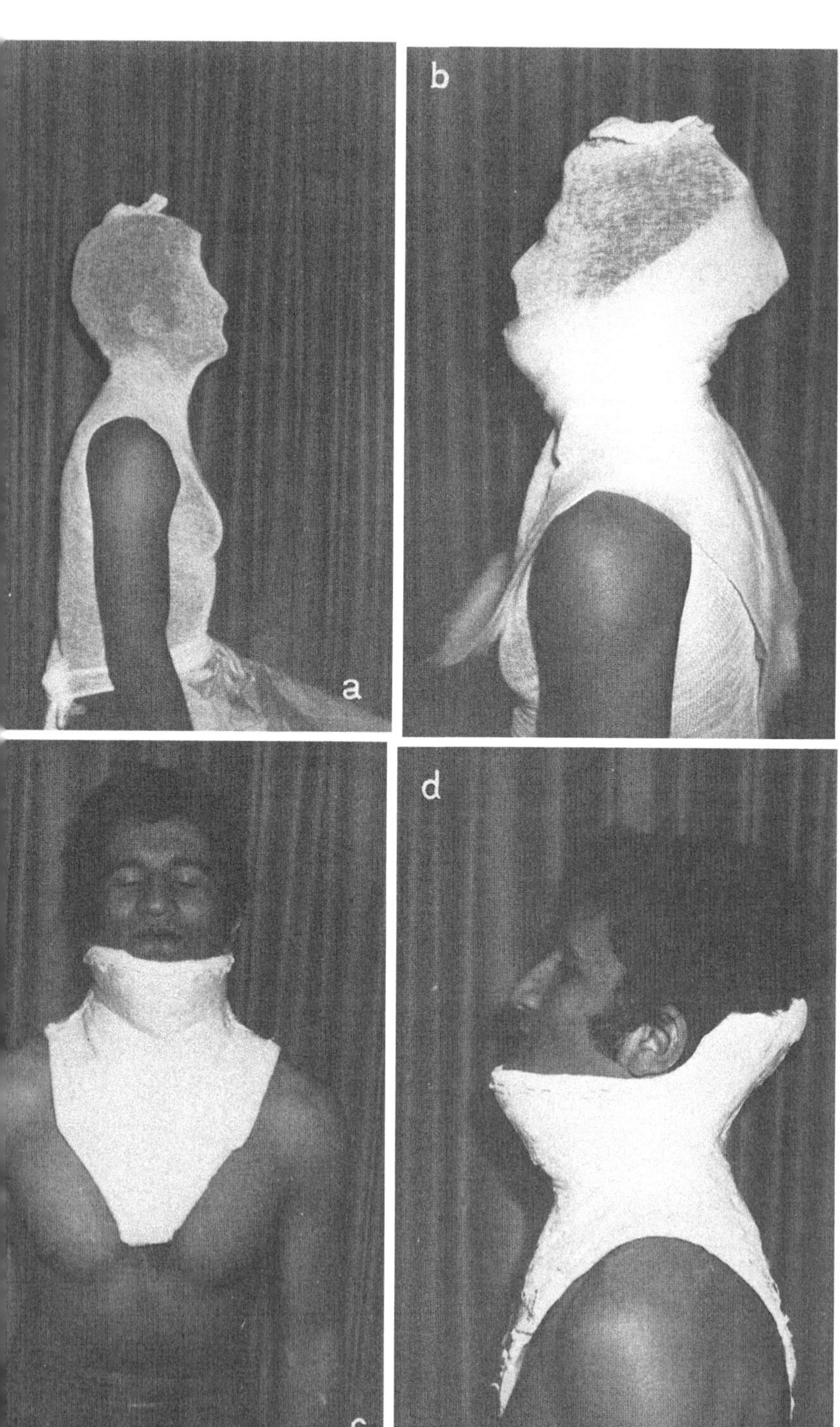
a
b
c
d

4.1.2 Kleiner Minervagips

Indikation	Nach reponierten Luxationen.
Material	Mullschlauch, Polstervlies; Kreppapier, 6-8 cm breit; 4 10 cm breite Gipsbinden; 5 10-15 cm breite, 5fache Gipslonguetten.
Technik	Ein breiter Mullschlauch wird über Kopf und Oberkörper gezogen. Die Arme bleiben frei (**a**). ↓ Polsterung um Hinterhaupt, Kinn, Hals und Schulter mit Vlies und Anwickeln mit Kreppapier. Der Kopf steht in leichter Reklination (**b**). ↓ Mit 2 Gipsbinden werden Nacken, Kinn und Hinterhaupt fixiert und gut anmodelliert. ↓ Verstärkung des Gipses mit Gipslonguetten: - vom Kinn zum Hinterhaupt, - zirkulär um den Hals, - 2 breite Longuetten hosenträgerartig über die Schultern, - vom Hinterhaupt bis zur unteren Skapulabegrenzung. Während der Härtungsphase muß der Gips überall gut anmodelliert werden. ↓ Komplettierung des Gipses mit 2 weiteren Gipsbinden. ↓ Zurechtschneiden und Umlegen des Polsters. Der Mullschlauch wird mit Bostitch-Klammern fixiert (**c, d**).
Besonderes	- Die Ohren müssen frei bleiben. - Die Bewegungen im Schultergelenk dürfen nicht durch den Gips behindert werden. - Bei adipösen Männern und bei Frauen muß der Gips am Thorax zirkulär fixiert werden.
Dauer	12 Wochen, als Übergang Schanz-Kragen für 1-2 Monate.

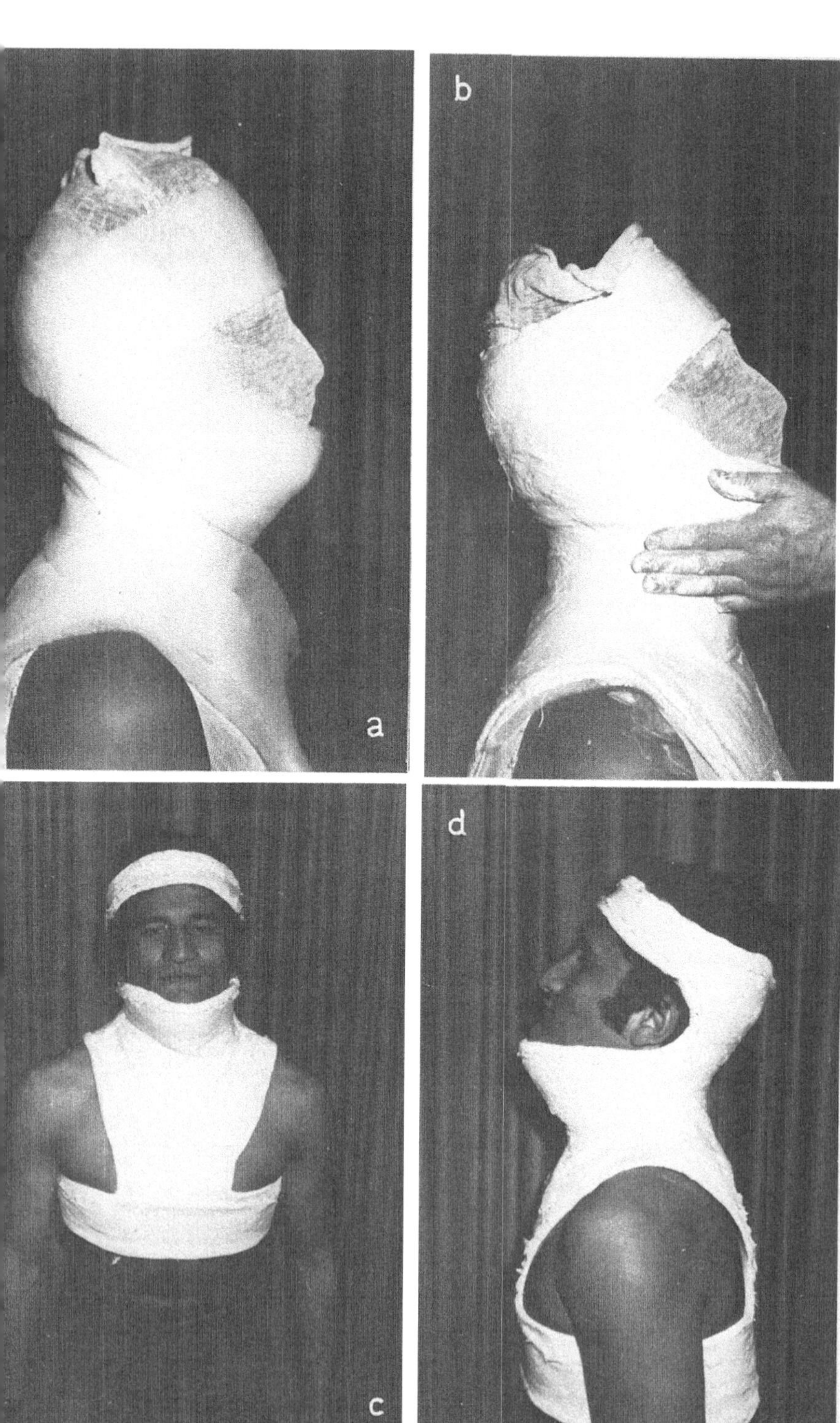
a
b
c
d

4.1.3 Großer Minervagips

Indikation	- bei HWS-Frakturen ohne neurologische Ausfälle, - nach Extensionen (s. 4.1.4).
Material	Mullschlauch, Polstervlies; Kreppapier, 6-8 cm breit; 6 10 cm breite Gipsbinden; 3 15 cm breite Gipsbinden; 6 5fache, 10-15 cm breite Gipslonguetten.
Technik	Die Technik entspricht dem kleinen Minerva-Gips (s. 4.1.2), doch werden Stirn und Thorax miteinbezogen (**a-d**). Stellung des Kopfes: - Meistens in Extension oder in Neutralstellung, - bei Hyperextensionsverletzungen in Neutralstellung oder in leichter Flexion.
Besonderes	- Gutes Anmodellieren des Gipses in der Härtungsphase. - Ohren und Schultern müssen frei bleiben.
Dauer	- Frakturen: 3 Monate. - nach Extensionen: 2-4 Monate.

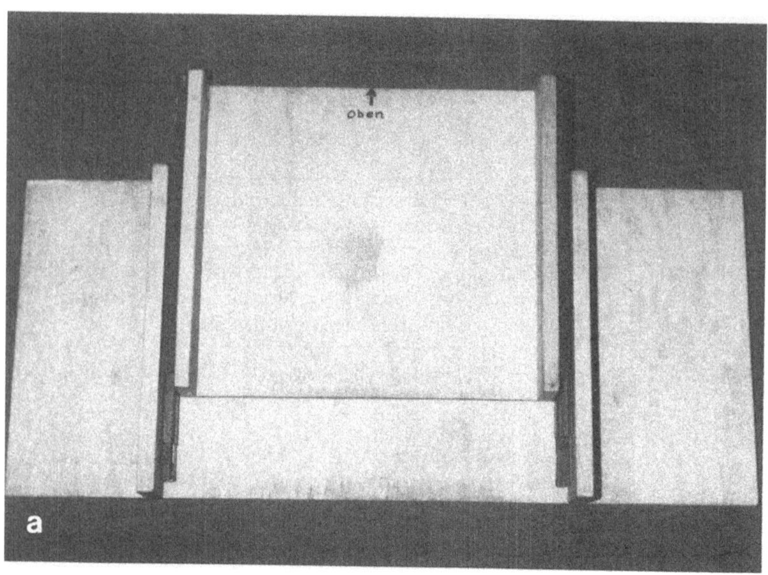
oben
a

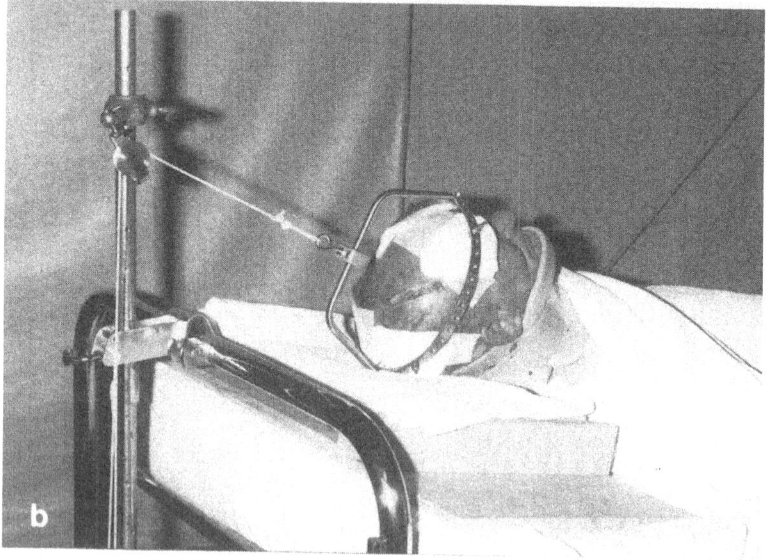
b

4.1.4 Euro-Halo-Extension

Indikation	- Zur Reposition von Luxationen und Luxationsfrakturen der HWS, bei welchen kein operativer Eingriff in Frage kommt; - zur Reposition und Retention von schweren Luxations- und Kompressionsfrakturen. Bei neurologischen Komplikationen sollte wenn immer möglich operiert werden.
Material	Schädelring, Drehmomentschlüssel, Extensionsmaterial, Gewicht von 4–7 kg. Zwei gegeneinander verschiebliche Bretter, wobei das obere auf dem unteren in Schienen gleitet (**a**).
Technik	Der ganze Eingriff muß unter sterilen Operationsbedingungen in Allgemeinnarkose oder Lokalanästhesie durchgeführt werden. Ohne Stichinzision wird der Schädelring mit den Stiften direkt im Knochen verankert. Mit einem Drehmomentschlüssel kann der gewünschte Druck auf die Schädeldecke erzielt werden. ↓ Steriler Verband und Montage der Extension. Gewicht: - bei Luxationen und Luxationsfrakturen 7 kg (Reposition). - bei Impressions- und Kompressionsfrakturen 4 kg (Retention) (**b**).
Besonderes	Die Zugrichtung kann durch Verstellen des Umlenkrads verändert und dem Verletzungstyp angepaßt werden.
Dauer	- Luxationen und Luxationsfrakturen: bis zur Reposition, anschließend großer Minerva-Gips für 2–4 Monate oder evtl. Spondylodese. - Bei Luxations- und Kompressionsfrakturen: bis zu 6 Wochen.

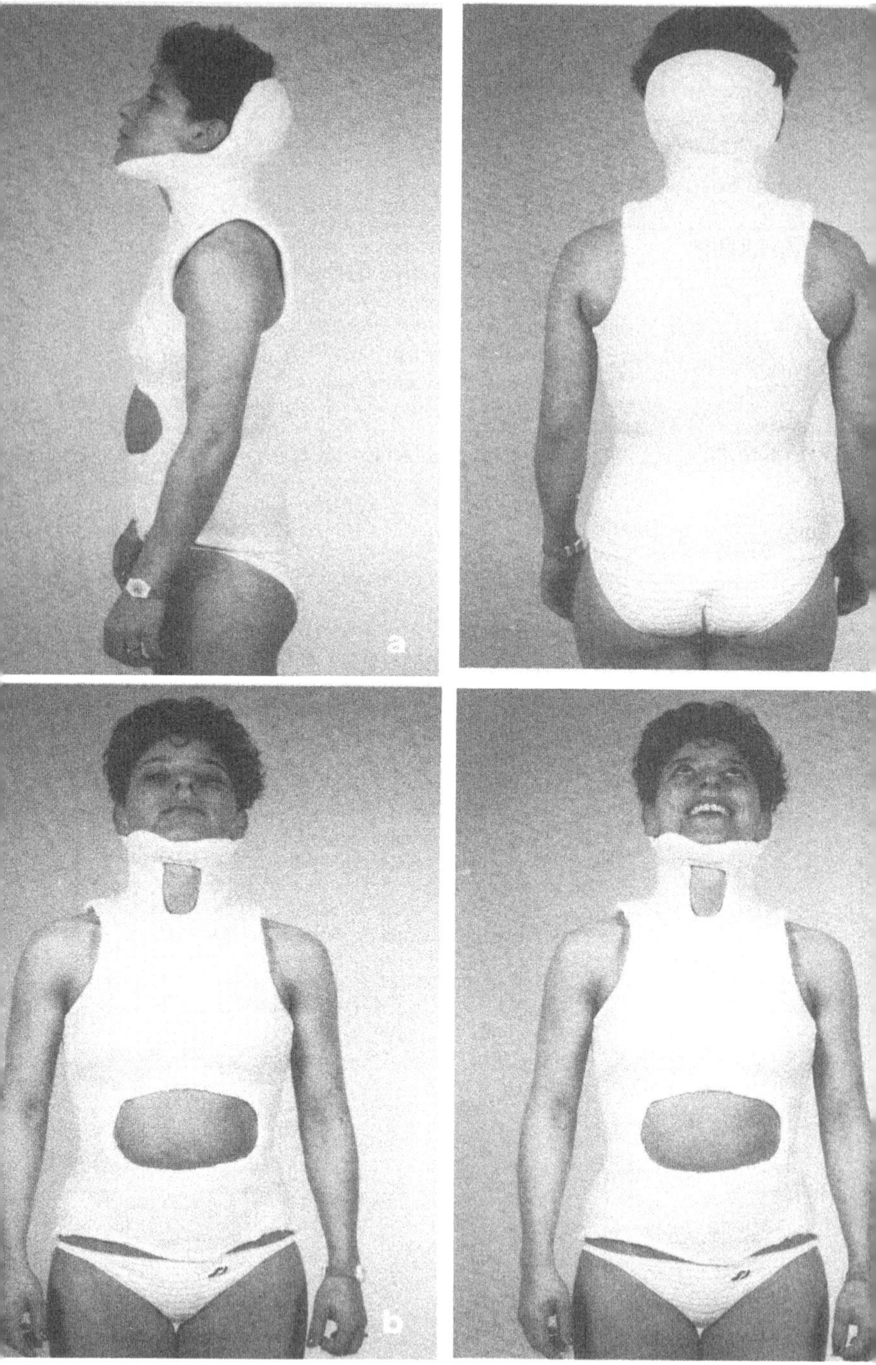

a
b

4.2.1 Minerva-Korsett

Indikation	- Impressions- und Kompressionsfrakturen: bei jüngeren Patienten kann ein Repositionsversuch im ventralen Durchgang versucht werden; - Berstungsbrüche; - Chance-Frakturen; - Luxationen; - Luxationsfrakturen: im Anschluß an das Gipsbett.
Material	1 Trikotschlauch, Polstervlies, Kreppapier; 4 10 cm breite und 6-7 20 cm breite Gipsbinden; 5 10 cm breite, 5fache Gipslonguetten; 4-5 15 cm breite, 5fache Gipslonguetten.
Technik	Das Minervakorsett ist die Kombination von kleinem Minerva-Gips (s. 4.1.2) und Gipskorsett (s. 4.3.1) (**a, b**). Der Gips wird ebenfalls im Stehen angelegt, wobei sich der Patient an einem Metallrahmen hält und zusätzlich durch 2 gepolsterte Lederschlaufen gestützt wird. *Merke:* Stellung des Kopfes meistens in leichter Extension.
Besonderes	- Die Ohren bleiben frei. - Keine Behinderung der Schulterfunktionen durch den Gips (**c**). - Gutes Anmodellieren von Kinn, Hinterhaupt und Beckenkamm. - Der Mund muß geöffnet werden können (**d**).
Dauer	In Abhängigkeit vom Verletzungstyp 8-14 Wochen.
Anmerkung	Das Korsett kann in derselben Technik als Kunststoffstützverband angelegt werden.

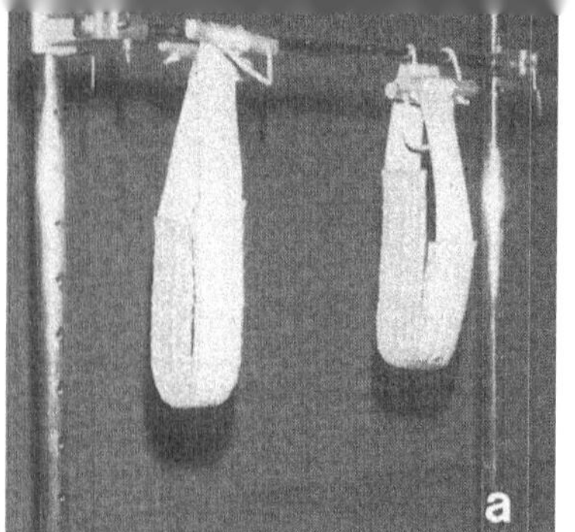
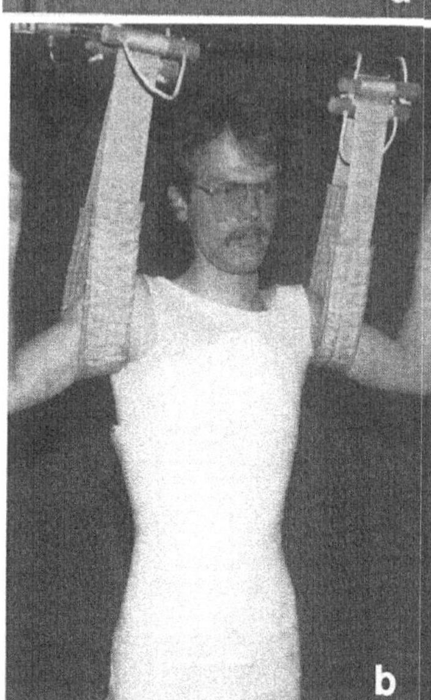
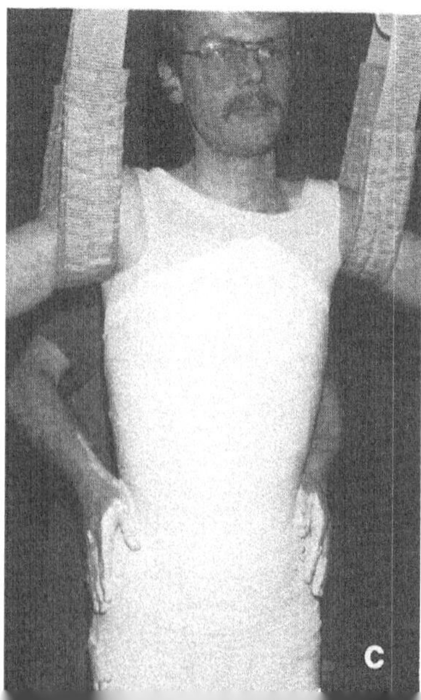

4.3 Fixationen bei Verletzungen der Wirbelsäule von Th 10 bis L 5

4.3.1 Gipskorsett

Indikation	- Impressions- und Kompressionsfrakturen (bei jüngeren Patienten kann ein Repositionsversuch im ventralen Durchhang versucht werden), - Berstungsbrüche, - Chance-Frakturen, - Luxationen, - Luxationsfrakturen im Anschluß an das Gipsbett.
Material	1 Trikotschlauch, Polstervlies, Kreppapier; 6-7 20 cm breite Gipsbinden; 4-5 15 cm breite, 5fache Gipslonguetten.
Technik	Dem Patienten wird ein Trikotschlauch vom Hals bis zu den Knien übergezogen. Die Arme bleiben frei. ↓ Der Patient hält sich an einem Metallrahmen und wird durch 2 gepolsterte Lederschlaufen gestützt (**a**). ↓ Zirkuläres Polstern mit Vlies und straffes Umwickeln mit Kreppapier (**b**). ↓ Zunächst zirkuläres Anwickeln von 3 20 cm breiten Gipsbinden und anschließend Verstärken des Gipses mit 4-5 zirkulären und einer dorsal längs über die Wirbelsäule angelegten Gipslonguette. ↓ Komplettieren des Gipses mit 3 weiteren 20 cm breiten Gipsbinden und gutes Anmodellieren über dem Beckenkamm (**c**). ↓ Zurechtschneiden des Gipskorsetts: Normalerweise reicht das Korsett vom Manubrium sterni bis zur Symphyse und dorsal vom unteren Skapularand bis zum Sakrum. Die Leisten werden bogenförmig ausgeschnitten, damit der Patient bequem sitzen kann. ↓

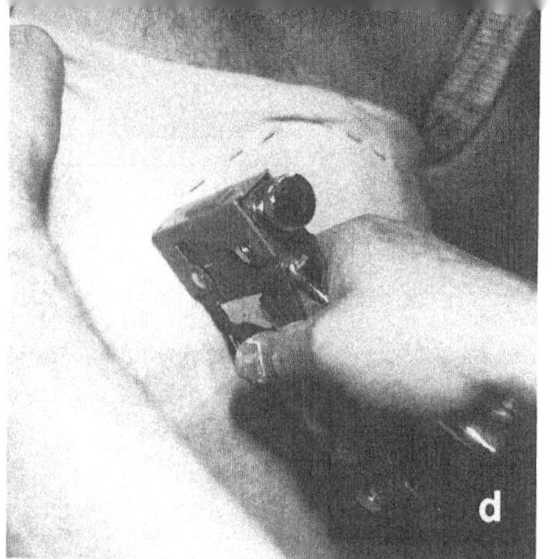

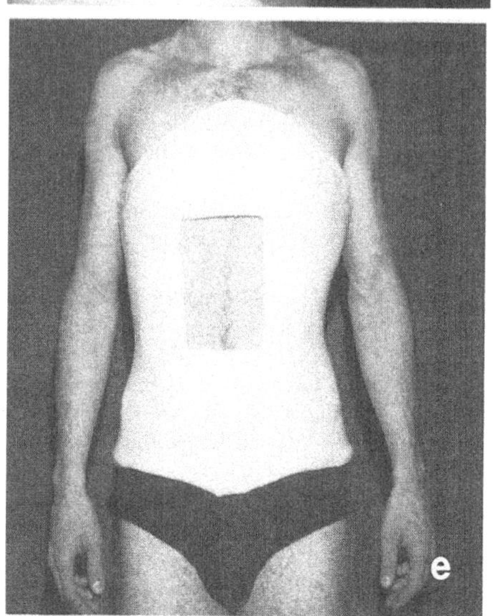

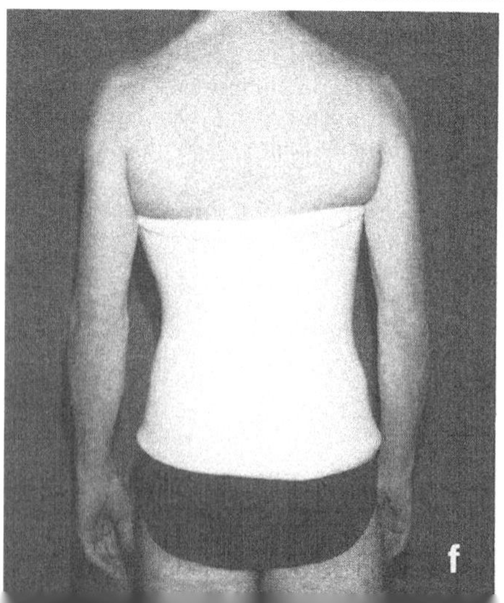

4.3.1 Gipskorsett (Fortsetzung)

	↓ Ausschneiden eines Fensters über der Magengegend. Umlegen des Trikotschlauchs und Fixation beider Enden am oberen Rand des Korsetts mit Bostitchklammern (**d–f**).
Besonderes	Der Gips muß so gut passen, daß er sich nicht nach unten verschieben kann. Wichtig ist deshalb ein gutes Anmodellieren über den Spinae iliacae anteriores superiores sowie am Beckenkamm.
Dauer	In Abhängigkeit vom Verletzungstyp: - Bei nicht aufgerichteten Impressions- und Kompressionsfrakturen: 8–12 Wochen. - Bei nicht aufgerichteten Berstungsfrakturen: 12–14 Wochen. - Bei Chance-Frakturen und Luxationen: 8–12 Wochen. - Bei aufgerichteten Impressions- und Berstungsfrakturen, sowie bei schweren Luxationsfrakturen: 14–22 Wochen.

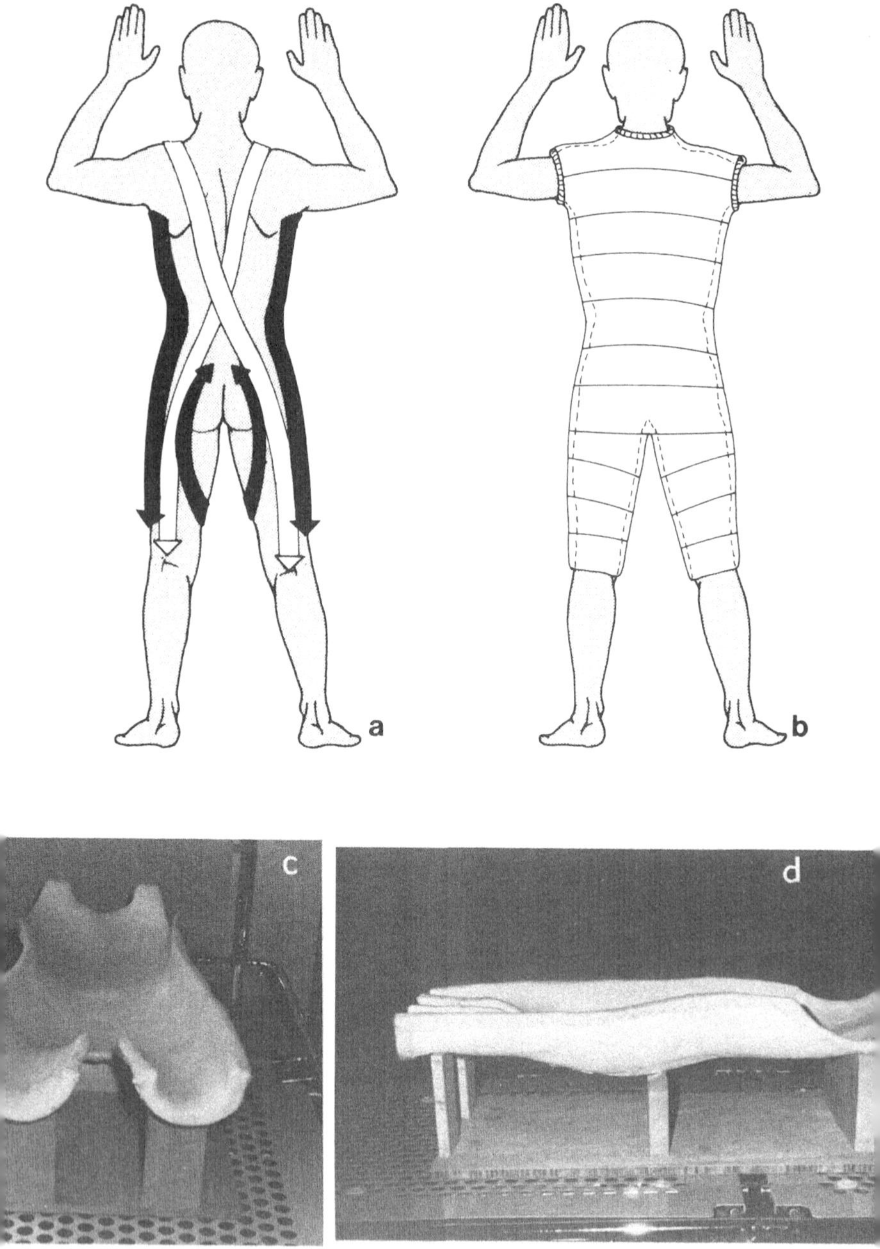

a

b

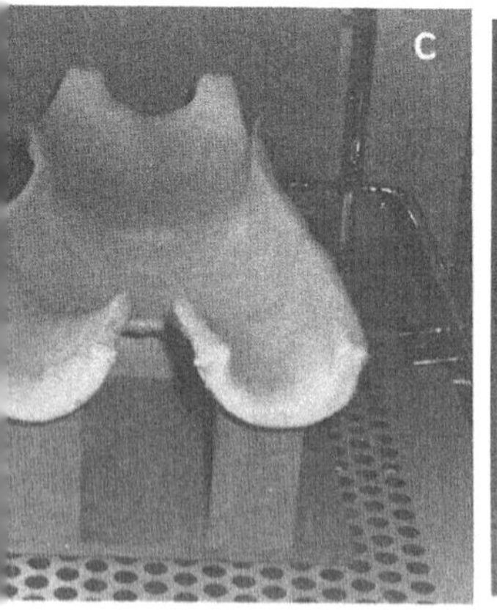

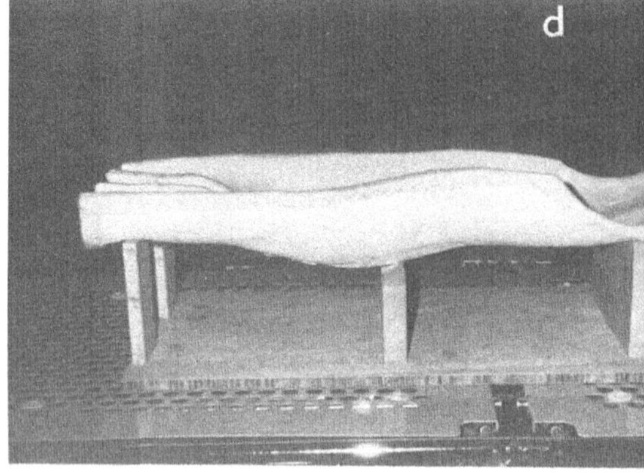

4.4.1 Gipsbett

Indikation	Instabile Frakturen der BWS und LWS. Das Gipsbett wird erst angelegt, wenn die akute Schmerzphase unter Bettruhe abgeklungen ist (ca. 1-2 Wochen).
Material	1 breites Filzblatt; 2 60-80 cm breite, 5fache Gipsblätter; mehrere 15 cm breite, 5fache Gipslonguetten unterschiedlicher Länge.
Technik	• Herstellung des Gipsbetts Der Patient liegt auf dem Bauch. Die Dorsalseite des Patienten wird vom Nacken bis zur Kniekehle mit einem warmen, nassen Filzblatt bedeckt und überall faltenlos anmodelliert. ↓ Bedecken des Filzes mit einem 5fachen Gipsblatt. ↓ Verstärkung mit 15 cm breiten, 5fachen Gipslonguetten: - gekreuzt von der Klavikula zur Kniekehle der Gegenseite; - lateral von der Axilla bis zum Knie, - bogenförmig von der Innenseite des Oberschenkels bis zur Kreuzgegend (**a**), - dachziegelartig vom Nacken bis zum Knie (**b**). Abschließend wird nochmals ein breites 5faches Gipsblatt darübergelegt. Markieren der später auszuschneidenden Partien: Schulter, Nacken und Gesäß. *Merke:* Alle Schichten müssen faltenlos anmodelliert werden, da eingeschlossene Luftblasen den Gips schwächen. ↓ Nach Aushärten des Gipses in einem Trockenraum wird das Gipsbett zurechtgeschnitten und das Polster am Rande mit Bostitchklammern fixiert. Montieren des fertigen Gipsbetts auf einem stabilen, ca. 30 cm hohen Holzgestell (**c, d**). ↓

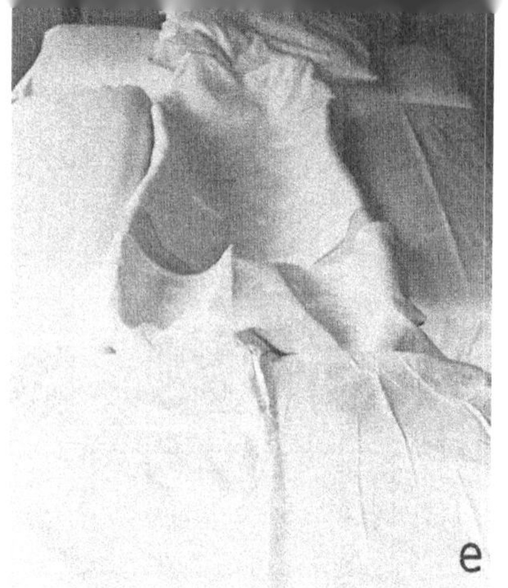
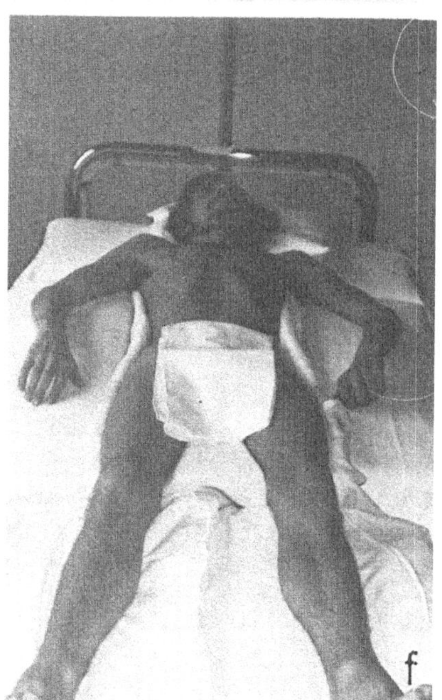
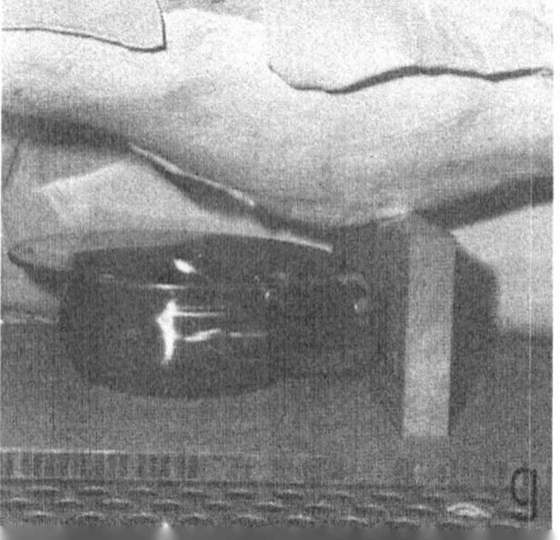

4.4.1 Gipsbett (Fortsetzung)

	↓ • Installieren des Gipsbetts im Krankenbett. Das fertige Gipsbett wird auf dem Bettrost gestellt (**c**, **d**). ↓ Das Gestell wird mit passenden Schaumstoffkissen umgeben, so daß der Patient seine Arme und Beine bequem lagern kann (**e**, **f**). ↓ Nach Wegnahme eines seitlichen Kissens kann der Nachttopf einfach untergeschoben werden (**g**).
Besonderes	Zum Schutz der Haut sollte das Gipsbett mit weichen, dünnen Tüchern ausgelegt werden, welche nach Bedarf gewechselt werden können.
Dauer	In Abhängigkeit vom Verletzungstyp, ca. 8 Wochen. Anschließend Gipskorsett für 6-14 Wochen.

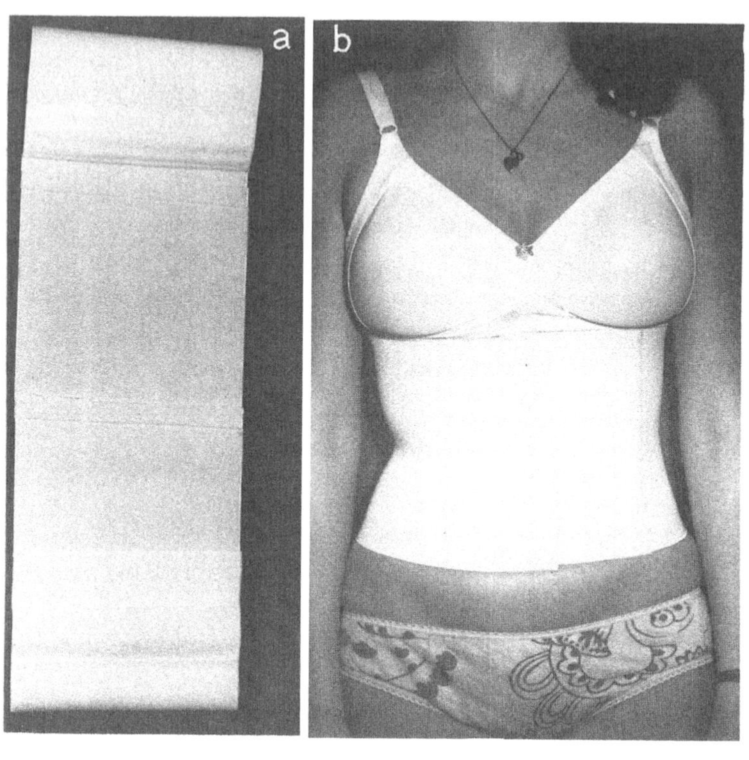
a
b

4.5.1 Richards-Gürtel

Indikation	- Distorsionen der LWS, - leichte Impressionsfrakturen der LWS.
Material	Der Richards-Gürtel besteht aus einem straffen, leicht elastischen Gewebe, in welches Verstärkungsleisten eingebaut sind. Er kann mit einem verstellbaren Klettverschluß fixiert werden und ist in verschiedenen Größen erhältlich (**a**).
Technik	Unter leichtem Zug wird der passende Gürtel angelegt und mit dem Velcro-Verschluß fixiert (**b**).
Besonderes	
Dauer	Bis zur Schmerzfreiheit.

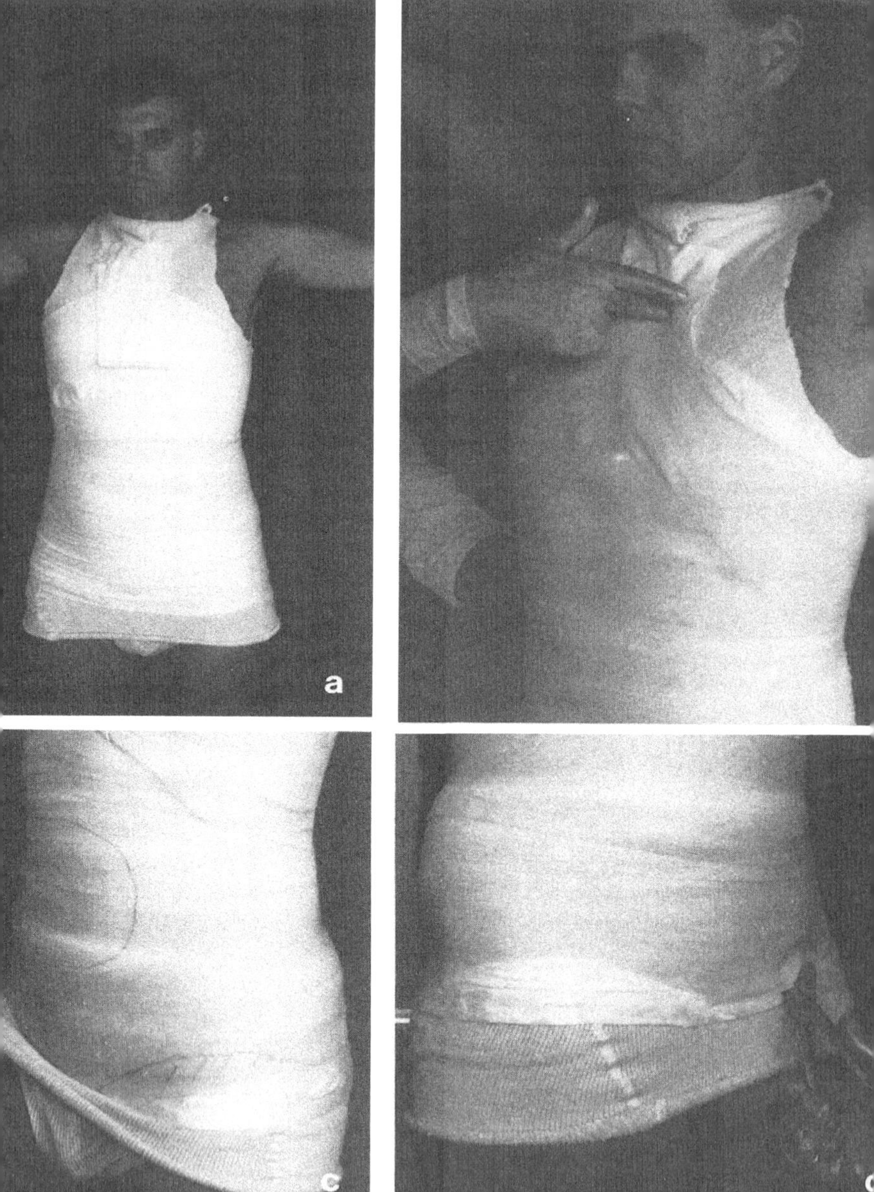

4.6.1 Korsett

Indikation	Allgemein: Bei Verletzungen der Wirbelsäule von Th10 bis L5. - Impressions- und Kompressionsfrakturen (bei jüngeren Patienten kann ein Repositionsversuch im ventralen Durchhang versucht werden), - Berstungsbrüche, - Chance-Frakturen, - Luxationen, - Luxationsfrakturen: im Anschluß an das Gipsbett.
Material	1 breiter Trikotschlauch, Polsterwatte oder -vlies, Filzstreifen, Kreppapier; 5–6 Kunststoffbinden, 12,5 cm breit; evtl. 2 vorfabrizierte Longuetten zur Verstärkung; 2 breite elastische Binden, Klebeband.
Technik	Überziehen des Trikotschlauchs vom Hals bis zu den Knien, wobei die Arme von 2 separaten Einschnitten aus freigegeben werden. Der Patient hält sich an einem Metallrahmen und wird durch 2 gepolsterte Lederschlaufen gestützt (s. 4.3.1). ↓ Zirkuläre Polsterung mit Polsterwatte oder -vlies (**a**). Der Beckenkamm wird zusätzlich mit Filzstreifen abgedeckt. Straffes Umwickeln mit Kreppapier. Die Polsterung reicht proximal bis zum Manubrium sterni, distal bis zum Steißbein (**b**). ↓ Zirkuläres Anwickeln von 3 Kunststoffbinden entsprechend der Polsterung. Falls notwendig Verstärkung ventral vom Sternum bis zur Symphyse und dorsal vom unteren Skapularand bis zum Sakrum mit Kunststofflonguetten. Über den Beckenkämmen werden die Binden unter leichtem Zug angewickelt und sofort gut anmodelliert. ↓ Bogenförmiges Ausschneiden des Korsetts inguinal beidseits, damit in der Hüfte eine 90°-Flexion möglich ist (**c, d**). ↓

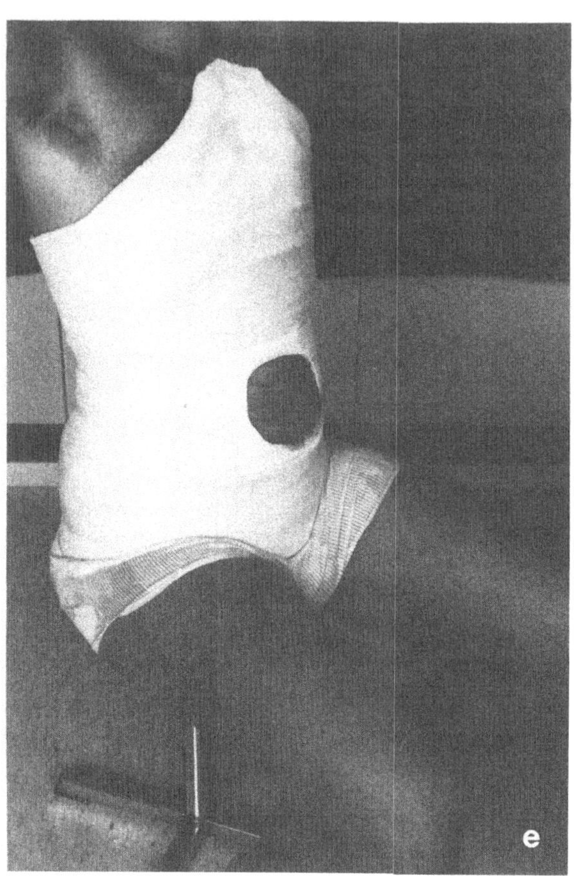
e

4.6.1 Korsett (Fortsetzung)

	↓ Ausschneiden eines Fensters in der Magengegend, Umlegen der Polsterränder und provisorische Fixation mit Pflasterstreifen. ↓ Komplettierung des Verbands mit 2-3 weiteren Kunststoffbinden und sofortiges Anwickeln von 1-2 breiten elastischen Binden, welche nach Aushärtung wieder entfernt werden.
Besonderes	- Gutes Anmodellieren der Beckenkämme. - Genügendes Ausschneiden inguinal, damit der Patient sitzen kann (**e**). - Keine scharfen Verbandkanten.
Dauer	Siehe 4.3.1.

Sachverzeichnis

Kliniktaschenbücher

Eine Auswahl

F. Freuler, U. Wiedmer, D. Bianchini: **Gipsfibel 2:** Geläufige Fixationen und Extensionen bei Verletzungen im Kindesalter. Mit einem Vorwort von B. G. Weber. 1976. 55 Abbildungen in 198 Teildarstellungen. XII, 152 Seiten Broschiert DM 28,–. ISBN 3-540-07521-6

F. Hardegger, D. Bianchini: **Nachbehandlungsfibel.** Verbände, Lagerungen und Procedere nach traumatologisch-orthopädischen Operationen. Mit einem Vorwort von B. G. Weber. 1979. 99 Abbildungen in 206 Teildarstellungen. XVI, 153 Seiten. Broschiert DM 32,– ISBN 3-540-09061-4

B. Kummer: **Einführung in die Biomechanik des Hüftgelenks.** 1985. 62 Abbildungen. Etwa 140 Seiten. Broschiert DM 29,80. ISBN 3-540-15371-3

Die lumbale Bandscheibenerkrankung in der ärztlichen Sprechstunde. Herausgeber: B. Kügelgen, A. Hillemacher 1985. 36 Abbildungen, 36 Tabellen. Etwa 100 Seiten. Broschiert DM 19,80. ISBN 3-540-15413-2

W. Heipertz, E. Schmitt: **Wirbelsäulenerkrankungen.** Diagnostik und Therapie. Unter Mitarbeit von D. Ruckelshausen. 2., überarbeitete Auflage. 1984. 121 Abbildungen. XI, 203 Seiten. Broschiert DM 32,–. ISBN 3-540-13086-1

G. Muhr, M. Wagner: **Kapsel-Band-Verletzungen des Kniegelenks.** Diagnostikfibel. 1981. 70 Abbildungen. X, 103 Seiten. Broschiert DM 27,50. ISBN 3-540-10397-X

M. Wagner, R. Schabus: **Funktionelle Anatomie des Kniegelenks.** 1982. 44 Abbildungen. XII, 98 Seiten. Broschiert DM 32,–. ISBN 3-540-11639-7

Springer-Verlag
Berlin Heidelberg New York Tokyo

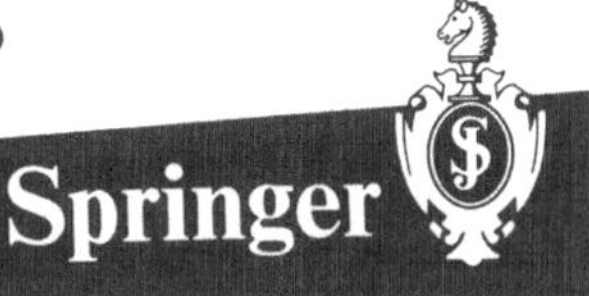